인체의 시작

발가락 대통령

축 사

김은정 원장
한국체형관리연구원장

　동서고금을 막론하고 건강을 관리하는 일은 인간사에 가장 중요한 일이었습니다. 불로장생을 꿈꾸며 전 세계로 사람을 보낸 왕도 있고, 도를 닦으며 호흡을 관리하던 사람들도 있었습니다. 최근에는 불로까지는 아니더라도 100세 시대를 맞이하며 장생할 수 있는 시대가 되었습니다. 먹을 것이 풍성해지고, 삶의 질이 높아지면서 평균 연령은 많이 높아졌습니다. 때문에 건강한 삶을 유지하고 싶어 하는 욕구는 점점 더 커지게 되었습니다. 하지만 질병에 고통받는 사람들은 점점 늘어나고 있을 뿐이죠. 적은 돈으로 건강을 유지시키는 일은 매우 존귀한 일이며 가치 있는 일입니다. 저 또한 이런 가치 있는 일을 위해 수많은 사람의 몸을 바로잡고 있습니다.

　사람의 몸이라는 것이 매우 신비하고 오묘합니다. 서양의 의학은 어느 한 곳이 아프면 그곳을 치료합니다. 하지만 동양의 의학은 다르죠. 엉뚱한 부위를 자극하는 데 신기한 듯 아픈 곳이 아물어갑니다. 오른쪽이 아픈데 왼쪽에 침을 맞고, 머리가 아픈데 발가락을 지압합니다. 이것은 인체 내부의 균형을 맞추는 과정입니다. 신체 내부의 균형이 맞아 들어가면 인체는 스스로 통증을 치유합니다. 인체의 균형과 순환을 바로잡기 위해 침도 쓰고, 뜸도 뜨고, 마사지도 하는 것이죠.

장필식 회장님의 발가락 관리법은 인체의 균형을 바로 잡는 또 다른 방법을 제시합니다. 발가락을 관리하여 인체의 균형을 바로잡는 방법이죠. 예로부터 발은 인체의 보고(寶庫)라 여겼는데 이는 발을 관리하는 것 만으로도 인체의 건강을 관리할 수 있다는 것을 안 선조들의 지혜에서 비롯된 것이었습니다.

이제 우리는 발가락을 관리해야 합니다. 요즘 세상에 밤 새 굶어 죽는 사람은 찾아보기 힘듭니다. 이제는 인사마저 바꿔야 할 때입니다. 밤 새 무탈하게 지냈는지 묻는 "밤새 안녕히 주무셨습니까?" 보다 인체를 바로 관리하고 있는지 묻는 "발가락 관리 하셨어요?"라고 안부를 묻는 것은 어떨까요? 발가락이 건강 문화의 새로운 도약점이 되길 바라며 짧은 글을 마쳐봅니다.

축사

성호영 원장
한의사 · 리샘 한의원장

인체 건강의 문제는 크게 2가지 방향으로 나누어 볼 수 있는데, 첫 번 째는 오장육부의 기능실조로 인한 내부적인 기능의 문제이고, 두 번 째는 척추와 체형 균형 등 구조적인 문제입니다. 우리 모두는 결국 이 두 가지의 문제를 누구나 가지고 있고, 그 비율은 개인차가 있을 것입니다. 이 두 문제는 서로 밀접하게 연관되어, 서로의 원인 혹은 결과가 되기도 하고 혹은 문제를 악화시키는 요인으로 작용하기도 합니다.

저는 한의사가 되고 나서 수년간 한방 다이어트, 여드름 치료, 안면 리프팅 등 주로 미적인 분야의 진료를 꾸준히 하다 보니 종종 한 가지 한계에 부딪치는 것을 느끼게 되었습니다. 즉 구조적인 문제의 치료 없이 내부 치료 위주로 하다 보니, 거북목, 턱관절 문제, 골반 변위, 척추측만, 휜다리, 보행 이상 등의 구조적인 문제가 있는 사람들은 당연히 이러한 구조적인 문제를 개선해주지 않으면 치료효과가 떨어질 수밖에 없었던 것입니다. 그래서 7~8년 전부터 저는 인체의 구조적인 문제에 관심을 가지고 공부하였고, 지금은 오히려 안면비대칭, 턱관절 교정, 체형교정, 보행교정 등 교정치료를 기본으로 진료를 하고 있게 되었습니다.

그러던 중에 참좋은행복의 장필식 회장님과 연이 닿아 만나 뵙게 되었고, 발가락 교정기를 알게 되었습니다. 제가 하고 있는 진료에 꼭 필요한 교정기였고, 많이 상의하고 연구하면서 리샘한의원에서도 하니풋발가락교정기를 출시하게 되었습니다.

인간은 필연적으로 기립보행을 하고, 타고난 양손잡이의 비율이 0.1% 밖에 안되기 때문에 나머지 99.9%는 오른손잡이 혹은 왼손잡이입니다. 이 두 가지 사실만으로 사람은 스스로 좌우전후의 균형을 완벽하게 잡기가 어려우며, 필연적으로 어쩔 수 없는 정도의 불균형을 안고 살 수 밖에 없는 것입니다. 특히 인체의 가장 하단에서 균형을 잡고 보행을 하는 역할을 하는 발은 이러한 불균형을 가장 적나라하게 보여주는 부위라고 볼 수 있습니다.

인체의 불균형은 발의 불균형으로 고스란히 드러나며, 발의 문제는 발목, 무릎, 고관절, 허리, 척추까지 그 영향을 광범위하게 끼치게 되는 것입니다. 그렇기 때문에 발의 균형, 발의 건강을 개선한다는 것은 전신 균형을 잡는 시발점이 되는 것입니다.

100세 시대에 가장 중요한 것은 발과 다리근육이라고들 합니다. 내발로 걸어 다닐 수 없다면 천수를 누리는 즐거움을 제대로 느낄 수가 있을까요? 발 건강의 중요성을 깨닫고, 발 문제의 개선과 건강 유지를 위해 노력하시길 진심으로 기원합니다. 참좋은행복의 장필식 회장님이 인생을 바쳐 하고 계신 일이기도 합니다.

축 사

송우선 회장
국제발건강발전학회

발과 발가락. 하나인 듯 하면서 역할이 구분된다.

체중의 충격을 흡수하고 분산하며 제거하기까지 발 뒷꿈치에서 발가락 끝까지의 3스텝은 순간적으로 소생하는 인체의 예술이라 할 수 있다. 여기서 우리는 발가락을 한번 살펴본다. 발가락의 역할과 인체의 균형, 발가락과의 소통으로 나와 타인의 소통 그리고 성격과 체질을 리딩하는 발가락. 미적인 부분을 가지고 있으면서 여러 다양성을 지니며 표현한다.

더 나아가 척추를 세워주는 인체의 기준이며 기초이고 중심축이다. 엄지가 중심을 잡는다. 이는 인체공학적인 중심점인 것이다. 인체는 수직과 수평을 이루며 하루 평균 3000~ 4000보 이상을 걷는다. 중심과 수평을 지지하고 균형을 잡아주는 열개의 발가락은 앞으로 많은 관심과 연구와 자연치유의 한 과목으로 기본 베이스가 되기를 바라며 참좋은발가락 개발과 발가락의 역할과 중요성을 알리고 교육하는 국제발건강교육협회 장필식 회장님의 발가락 발전 기여와 발건강 교육에 앞장서심에 저희 국제발건강발전학회는 파트너 십으로 발건강문화 만들기에 동참할 것이다.

이에 수직과 수평 그리고 자연치유의 한 기준인 발가락 사랑과 '발가락 대통령'을 출간하신 노고에 감사와 진심으로 축하를 드리며 더 많은 발가락 발건강 문화 만들기에 교육하고 자연치유 문화 만들기에 앞장서 주시기를 부탁드립니다.

축 사

해인 **최진학** 총재
국제자연치유대학대학원 설립자

문명의 발달로 인한 인간 스스로 자연속에서의 신체적 활동이 줄어들다보니 걷기,서기,달리기등의 기초적 생활의 장애로 우리에게 되돌아 왔습니다.

결국에는 근골격계가 무너지고 목이아프다, 허리가,다리가등 등의 증세로 병원을 찾지만 특별한 치료방법이 없는 것이 현실 입니다.

불교종단 선승인 국제자연치유대학과 국제미용건강대체의학대학원이 연계된 국민생활건강복지총연합이 MOA하여 *근골격계질환 예방관리 의무화* 라는 고유사업법을 고시하여 국제미용건강 프로젝트 페스티벌과 연계한 교육행사 컨텐츠 시스템을 가지려 합니다.

조기진단이 불가능한 근골격계 질환의 특성으로 유해요인의 원인발표와 그 교정표준제안 및 작업관련 직업병 근골격계 질환증상이 있고, 아무런 조치나 예방이 없을 경우 근육에서 관절부위로 그 조직 속에 신경장해와 혈관장해중 단일 또는 복합적인 질병의 형태로_급속히 진행되는바 입니다. 근골계질환 예방 및 관리를 위한 대체의학적 자연치유방법으로 요가요법·족부요법·면선요법·수기요법·발건강요법등을 해피포도와 연계된 전 국민적 생활건강프로젝트로 세계 속의 한국식 대체의학 전인치유적 자연치유 발건강 장필식대표이사장님과 자연치유학 대체의학 박사님등과 세상에 발건강과 발가락 건강 사용 개요의 출간에 즈음하여 축하인사 드립니다.

축사

날개 **방영백** 목사
날개영성하우스 원장

나는 어릴 때부터 왼쪽 다리가 짧고 가늘고 힘이 없다. 그래서 척추는 휘어져 있고 관절이 틀어져 있다. 발가락을 보면 발가락이 서로 붙어있고, 앞으로 쭉 뻗어 있어야 하는 엄지발가락은 하늘 쪽을 향해 있고, 나머지 네 개는 아래쪽으로 약간 구부러져 있다. 그리고 발바닥엔 굳은살이 있다. 이렇게 발가락이 망가져 있으니 몸의 균형도 잡혀있지 않고 장기도 틀어져 관절과 목도 아프고 몸에 문제가 생기는 것을 알고만 있었다.

그러던 중 장 필식 회장의 (주)참좋은행복을 방문하게 되었다. 장 회장님은 몇 년 만에 다시 만났는데 뜬금없이 회사를 운영하고 계셨다. 나는 정말 놀랍고 반가운 마음으로 만났는데 갑자기 나에게 신발과 양말까지 벗으라고 하셨다. 나는 당황스럽기도 하고 창피하기도 하였지만 부드럽게 미소 지으며 하는 것이라 뭔가 이유가 있겠지 하는 마음으로 따랐다. 그러자 회장님은 내 발을 만지기 시작했다. 아주 부드럽고 정성스럽게 만지면서 내 발 상태와 내 몸의 상태를 말해주었다. 놀랍고 고마웠다. 나는 이미 내 발 상태를 알고 있는데 회장님은 나보다 더 잘 아는 것이 신기했다. 그러면서 발가락 교정기를 끼워주었다. 그 날 이후 나는 계속 발가락 교정기를 끼고 생활했다. 어느새 붙었던 발가락은 떨어져 있고 무릎에 힘이 생겼는지 걷는 것이 편해지는 것을 느꼈다. 더욱이 나는 목욕탕에 들어가 오른쪽 다리를 쭉 뻗는 건 가능하지만 왼쪽 다리는 무릎에 힘이 없고 부력에 의해 뻗을 수가 없었다. 그런데 어느 날 왼쪽 다리를 뻗었는데 무릎에 힘이 생긴 것을 발견했다. 아니 어떻게 이런 일이 생길 수 있을까? 이것이 발가락 교정기의 효과인 것이다.

이런 효과를 맛보고 나니 발가락과 발가락 교정기와 어떤 연관이 있는지 이론적인 것이 궁금해졌다. 그런데 이번에 쉽고 구체적인 내용의 책이 출간된다고 하니 반갑고 기쁘기 그지없다. 장 필식 회장은 자신이 자꾸 넘어지는 것을 고치기 위해 발가락 교정기에 관심을 가졌다고 하셨다. 그리고 그 경험에서 교정기를 개발하고 이번에는 그 모든 경험과 이론을 바탕으로 책을 낸다고 하니 경험을 토대로 진정성 있는 내용임에 틀림없을 것이다. 발가락과 몸에 어려움을 가진 사람들에게 많은 유익이 될 것이라 여겨진다.

사람들은 발가락을 갖고 있지만 온전한 발가락을 가지고 있지 않다. 그리고 매일 걸으면서도 제대로 걷지 않고 있다. 또 숨을 쉬며 살고 있지만 제대로 살고 있지 않은 것 같다. 그냥 걷고 그냥 살고 있는 것이다. 나도 잘 걷고 있다고 믿었는데 발의 모양을 보니 아니어서 허탈했다. 이 모든 것이 모르기 때문에 생긴 현상이다. 이 책은 발가락에 관한 책이다. 그리고 이 책을 통하여 발가락과 자신의 몸이 어떤 밀접한 관계를 맺고 있는지를 알게 될 것이다. 또 건강한 삶을 살려는 분들에게 길을 제시해주고 깨달음을 줄 책이라는 생각에 적극 추천하는 바이다.

| Prologue | • • •

우리는 예로부터 흙의 문화 속에서 살아왔습니다. 흙으로 지은 집에 살고, 흙으로 지은 그릇으로 밥을 먹고 물을 마셨으며 흙을 밟고 걸으면서 살아왔습니다. 그런데 언제부터인가 우리는 흙을 밟고 싶어도 흙을 밟을 수 있는 기회를 잃어버리게 되었습니다. 도보환경은 아스팔트와 콘크리트가 지배하게 되었고, 심지어 학교 운동장까지도 우레탄이 대체하기 시작하면서 우리의 삶 가운데 흙이 차지하는 자리는 점차 줄어들게 되었습니다. 인류 역사상 가장 찬란한 문화 속에 살아가는 현대인들이 흙의 중요성을 간과해버리는 어리석음을 갖게 된 것이죠. 흙이 왜 중요하고, 흙이 도대체 어디에 있는지, 우리의 삶에 흙이 어떻게 영향을 미치는지에 대해 우리는 더 이상 관심이 없게 되었습니다. 이러한 세태 속에 저는 새삼 우리의 삶이 다시 흙으로 돌아가야 한다는 중요한 깨달음을 얻게 되었습니다. 그리고 현대화된 이 도심 속에서 흙을 밟으며 살 수 있는 방법이 무엇인지에 대해 연구하고 고민하게 되었습니다. 그리고 오랜 연구 끝에 만나게 된 것이 바로 '발가락'이었습니다.

고작 우리 몸의 2%밖에 차지하지 못하면서 98%의 우리 몸을 정확히 지탱하고 지켜주는 발가락. 가장 낮은 곳에서 우리 몸 각각의 부위가 자신의 소임을 다 할 수 있도록 묵묵히 자신의 일을 하고 있는 것입니다.

저는 심한 무지외반증을 가지고 태어났습니다. 유난히도 발목이 약해 길거리를 걷다가 자주 넘어지고, 차를 타기 위해 순서를 기다리다가도 넘어지곤 했습니다. 무좀, 습진도 심해서 여름철이면 참을 수 없을 정도로 발가락이 가렵고, 짓물러서 온 신경은 발로 쏠릴 수밖에 없었습니다. 물집이 생기면 이쑤시개로 터뜨리고, 짓무른 발가락에 바람이 잘 통하도록 발가락 사이를 벌려주기도 했습니다. 그런데, 발가락을 벌려주었을 뿐인데 느끼게 된 그 시원함. 평소 유난히도 차갑던 발이 발가락 사이를 벌리고 잠시 걸었을 뿐인데 온기가 도는 것을 느낄 수 있었습니다. '바로 이거야!' 발가락에 인체의 모든 것이 다 있다는 깨달음을 얻고 발가락 교정기를 개발하게 되었습니다.

가장 낮은 곳에 위치하면서 냄새도 나고 부끄럽게 여겨온 발가락이 이토록 소중하고 귀중한 것이었는지 우리는 모르고 살아온 것이었습니다. 아침에 일어나 세안하고 크림을 바르고, 화장을 하며 온몸을 예쁘게 치장하려고 노력하면서 발에는 그 흔한 크림 한 번 발라주지 않은 것이 우리의 모습입니다. 그만큼 우리는 발에 신경을 쓰지 않고 살아온 것입니다.

손가락에 가시가 박히면 분명 괴롭습니다. 신경도 쓰이죠. 하지만 손가락이 아플 뿐입니다. 하지만 발에 가시가 박히면 온 몸이 틀어지게 됩니다. 작은 가시가 우리의 온 체중을 떠받치는 발에 영향을 주기 때문에 온 몸에 균형을 잃어버리기 때문이죠. 천년을 살아가는 소나무가 한 곳을 든든히 지킬 수 있는 이유는 뿌리가 튼실하기 때문입니다. 평생을 살아갈 때 우리의 몸이 강건하려면 우리 몸의 뿌리인 발가락이 강건해야 합니다. 이런 깨달음을 얻고 나니 새로운 목표가 생겨났습니다. 평생을 힘들게 사신 우리네 할머니들이 자그만 유모차에 몸을 맡겨 한걸음 한걸음을 힘들게 내딛는 것을 보며, 발가락을 바로 세워 저들이 유모차를 손에서 놓게 만들고 싶다는 생각을 하게 되었습니다. 힘든 일이 아닐 것이라 생각합니다. 발가락의 신비에 대해 알게 되었으니까요.

　이제야 저는 진정한 나를 발견할 수 있게 되었습니다. 그리고 발가락과 함께 하는 삶을 살기로 마음먹었습니다. 2%의 발가락이 전체를 떠받들고 살아가듯, 발가락을 먼저 알고 그 신비로움을 먼저 체험한 제가 아직도 발가락을 모르는 98%의 사람들에게 이 놀라운 세상을 전해야겠다는 생각 뿐 입니다. 그래서 이 책을 쓰게 되었습니다. 큰 돈 없이 우리 몸을 제대로 관리할 수 있는 세상이 하루속이 다가오기를 바랍니다. 감사합니다.

Intro ● ● ●

　영화나 드라마를 보다가 가장 화가 치밀어 오르는 순간이 언제인가? 바로 주인공이 오해를 받는 순간이다. 죽이지 않았는데 살인자로 오해를 받거나, 실제로는 도와줬는데 피해를 준 것처럼 오해를 받는 순간. 그것도 아니면 좋아하는 여자가 남자를 사소한 오해로 인해 좋지 않게 볼 때 시청자는 흥분하게 된다. 아니 도대체 왜 이렇게 오해를 하는거야? 대부분의 경우 주인공이 수많은 난관을 극복하며 오해를 풀어낸다. 그 과정에서 시청자는 희열을 느끼게된다. 하지만 현실에서도 그런가? 오해는 오해로 끝나는 경우가 대다수이다. 오해는 관계의 비극을 만들어내는 가장 주요한 요인이 된다. 문제는 우리는 늘 무언가를 오해하고 있다는 것이다. 제대로 알지 못하기에, 또는 관심이 없기에 우리는 오해하며 살아간다. 그리고 그 오해의 결과는 부상, 질병 등의 비극으로 이어진다. 우리가 오해하는 대상은 '발가락'이다. 이제껏 발가락은 가장 소외받는 신체부위였다. 하지만 이 책을 통해 주인공이 오해를 하나하나 해소시켜나가듯 발가락에 대한 오해를 벗겨내 보려고 한다. 이 책을 통해 지금까지 발가락을 몰라서 생긴 수많은 어려움에서 벗어날 수 있기를 조심히 바라본다.

:: 목차

축사 _ 김은정 원장 (한국체형관리 연구원장)　2
　　　　성호영 원장 (한의사 · 리샘 한의원장)　4
　　　　송우선 회장 (국제발건강발전학회)　6
　　　　해인 최진학 총재 (국제자연치유대학원 설립자)　8
　　　　날개 방영백 목사 (날개영성하우스 원장)　10

프롤로그 _ 12
인트로 _ 15

제1부　오해받는 발가락, 그리고 무너지는 인체

1. 의료 기술이 놀랍도록 발달한 시대　20
   그래도 우리 몸은 병들고 있다.

2. 소외받는 발가락　25

3. 발가락이 중요한 이유　30

4. 발가락이 변형되고 있다　35

제2부　발가락의 정체

1. 발가락이란　46

제3부 소통의 통로, 발가락

1. 우리 몸과 나의 소통   80

2. 나와 타인의 소통   87

3. 발가락을 보면 성격도 알 수 있다   92

제4부 올바른 발가락 관리법

1. 건강한 발은 어떤 발인가   98

2. 올바른 발가락 관리법   112

3. 발 마사지법   120

제5부 발가락과 산업

1. 발가락과 자연치유(사례 및 치유원리)   156

2. 발가락과 미용산업   169

3. 발가락과 스포츠산업   177

에필로그 _ 191

1

오해 받는 밀가루,
그리고
무너지는 인체

오해 받는 발가락, 그리고
무너지는 인체

1. 의료 기술이 놀랍도록 발달한 시대. 그래도 우리 몸은 병들고 있다.

1) 우리는 암을 고치는 시대에 살고 있다.

간단한 질문으로 이야기를 시작하려 한다. '과거와 현재, 언제가 더 살기가 좋을까?' 우리 어릴 적이 사람 살기엔 더 좋았다고 대답하는 사람들이 있을 것이다. 하지만 과거의 범위를 넓혀보자. 조선시대와 21세기, 고려시대와 21세기, 석기시대와 21세기로. 과거와 현재 중 언제가 더 사람이 살기 좋을까? 이토록 뻔한 질문은 사실은 아무 의미가 없을 수 있다. 당연히 현대를 살아가는 우리가 훨씬 편한 삶을 살아가고 있다. 태초 이래 한반도에서 먹을 것을 걱정하지 않고 살아도 되는 시대는 지금밖에 없었기 때문이다.

비단 조선시대와 비교하지 않는다 하더라도 작금의 시대는 놀라울 정도이다. 스마트폰 버튼 몇 개를 누르면 음식이 배달이 온다. 집 안에서 밀리는 도로와 안밀리는 도로를 미리 검색해볼 수 있다. 웨어러블 컴퓨터를 통해 우리의 심박수를 체크하고 인체의 변화를 감지하기도 한다. 아침에 서울에서 출발하여 낮에 부산에서 업무를 보고 해가 지기 전에 다시 서울로 돌아올 수도 있다. 그것도 귀찮으면 화상통화를 통해 지구 반대편에 있는 사람과도 얼굴을 보고 회의를 할 수 있는 세상이 되었다.

 의학기술로 살펴보면 더욱 입이 벌어지게 된다. 사진 몇 번 찍고 나면 몸 안에서 벌어지는 일들을 상세히 알게 된다. 무릎 연골이 어떻게 손상되었는지, 뼈 어디에 실금이 생겼는지, 근육은 어떤 식으로 파열이 되었는지 짧은 시간에 정확히 파악할 수 있다. 불치의 병이라고 부르던 암 또한 치료확률이 70% 이상 올라왔다는 기사를 심심치 않게 볼 수 있다. 바야흐로 인류가 지금껏 경험해보지 못한 미증유의 시대에 살고 있는 것이다. 이토록 발달한 시대에 사는 우리들이라면 당연히 질병으로 고통 받는 사람의 수도 줄어들고 있을 것이다. 진짜 그러한가?

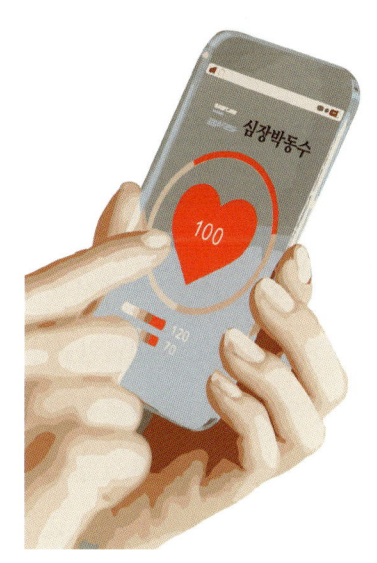

> "
> 최근에는 스마트폰과 웨어러블 PC를 이용해 심장박동수를 체크할 수 있을 정도로 의학기술이 발달했다.
> "

제1장 오해 받는 발가락, 그리고 무너지는 인체

오해 받는 발가락, 그리고
무너지는 인체

2) 질병은 늘어가고 있다.

안타깝게도 질병은 늘어가고 있다. 우리는 고도로 발달된 기술 속에서도 통증과 질병이 늘어만 가는 아이러니의 시대에 살고 있는 것이다. 건강보험심사평가원에서 발표한 자료에 의하면 고혈압으로 진료를 받은 인원은 2009년 487만 명에서 2013년 551만 명으로 5년 만에 64만 명이나 증가했다.

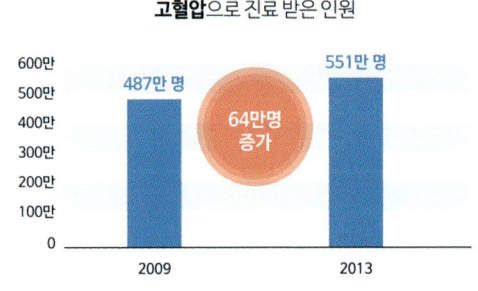

2013년 고혈압 진료환자는 551만명으로 2009년 487만명에 비해 약 64만명 증가했다.

당뇨병으로 진료를 받은 인원은 같은 기간 190만 명에서 231만 명으로 41만 명이나 증가했다. 잘 먹고 잘살게 되어 비만인구가 증가하여 생긴 수치라고 생각이 되는가? 이 뿐 아니라 다른 질병들도 증가하고 있다. 국민건강보험공단의 자료를 보면 척추 질환으로 진료를 받은 환자 수는 2009년 1,055만 여 명에서 2013년 1,257만

여 명으로 약 200만 명이나 증가했다. 대한민국 전체 인구수를 5천만으로 볼 때, 1/4 가까운 국민이 척추질환으로 고생을 하고 있는 것이다.

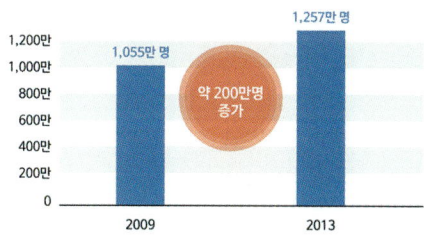

척추질환 진료환자는 2009년 1,055만명에서 2013년 1,257만명으로 약 200만명이나 증가했다.

오십견으로 진료를 받은 사람은 2008년 2,744명에서 2013년 9,457명으로 약 6천 7백 여 명 증가했다.

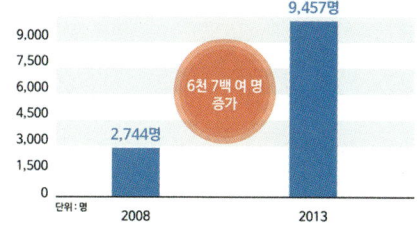

오십견 환자수는 2008년 2744명에서 2013년 9,457명으로 약 4배 가까이 증가했다.

오해 받는 발가락, 그리고 무너지는 인체

또, 유방암 환자 수는 2011년 10만 4293명에서 2015년 14만 1379명으로 35.6%(3만7086명)나 증가했다.

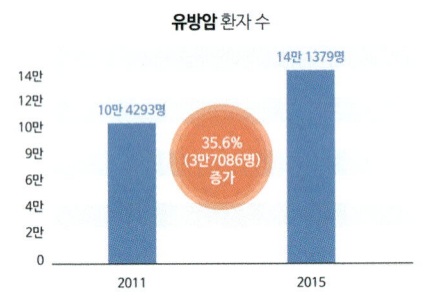

유방암 환자수는 2011년 10만 4,293명에서 2015년 14만 1,379명으로 35.6%증가했다.

중요한 것은 어떤 질병이 얼마나 증가했느냐가 아니다. 고도로 발달한 과학기술에도 불구하고 질병은 증가하고 있다는 사실이다. 병명을 진단하고 치료하는 기술은 분명 고도로 발달하고 있다. 그러나 그것이 무슨 소용인가? 열심히 돈 벌어서 치료하는데 사용을 한다면 말이다. 왜 이 고도로 발달한 과학기술은 질병을 예방하지 못하는 것일까? 우리 몸이 변형되고 통증이 나타나기 전에 아프지 않는 것이 궁극의 의료기술 아닐까? 하지만 우리가 확실히 짚고 넘어가야 할 것 한 가지는 작금의 의료기술을 우리가 아플 때 치료해 줄 수는 있을지 몰라도, 우리가 애당초 아프지 않게 예방해주지는 못한다는 점이다. 우리가 해야 할 일은 통증 발병의 원인을 알고 미리 예방을 하는 것이다.

2. 소외받는 발가락

1) 발가락이 미의 기준이었다면 얼마나 좋았을까?

발이 미의 기준이었던 시절이 있었다. 중국 송나라 때 시작되어 명·청 시대에 가장 유행을 했던 '전족'이 바로 그것이다. 누가 더 작은 발을 만드느냐가 시대의 화두였다. 얼굴이 아무리 예뻐도 발이 뚱뚱하거나 크면 반쪽미인 취급을 받았다. 근래의 미인대회처럼 전족대회가 열렸고, 전족대회에 나가지 않는 처녀들은 발이 크거나 이상하게 생겨서 그랬을 것이라는 소문과 함께 시집을 갈 수 없는 처지에 놓이게 되기도 했다. 상류층을 동경하는 서민들은 농사를 짓는 힘든 생활 속에서도 전족을 버리지 않았다. 이유는 단 하나였다. 작고 예쁜(사실 지금의 기준으로는 전족은 결코 예쁜 발이 아니다.) 발을 만들기 위해서이다. 그 시대의 미의 기준이기 때문이다. 이 비상식적인 경쟁은 시인들의 전족을 예찬하는 시는 백성들의 환상을 부추기며 더욱 심화되었다.

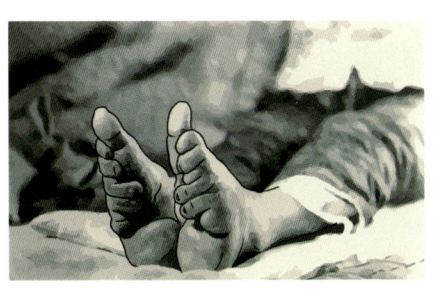

과거에는 발의 올바른 관리의 여부를 떠나 발 자체가
미의 기준 이던
시절이 있었다.

오해 받는 발가락, 그리고
무너지는 인체

> **"**
> 나란히 섰던 두 발 넘어지니 애처롭네
> 섬세한 아름다움 어찌 말로 다하리그저 손안에 놓고 즐겨 볼 뿐
>
> – 송나라 소동파의 시 中
> **"**

이유야 어쨌든지 간에 중국에서 발은 약 천년의 시간 동안 미의 기준이었다. 그리고 현대 사회가 되면서 발가락은 대중의 관심에서 멀어지게 되었다. 이유는 드러나 있는 부위가 아니기 때문 아닐까?

2) 숨겨진 곳에서 철저히 소외 받는 발가락

21세기는 외모가 경쟁력인 시대이다. 로버트 치알디니의 '설득의 심리학'을 보면 같은 죄로 재판을 받는 경우 잘생기고 예쁜 사람이 형량이 적게 나온다는 실험 결과를 볼 수 있다. 그리고 21세기는 그 미의 기준이 매우 다양해진 시대이다. 키, 몸매, 피부, 쌍커풀의 유무, 눈의 크기, 패션 센스, 헤어스타일과 화장법까지 모두 외모의 영역이다. 이렇게 다양한 미의 영역을 신경을 쓰다 보니 자연스레 놓치는 부위들이 생긴다. 숨어서 남들에게 드러나지 않는 발가락이다. 발도 예쁘면 좋겠지만 굳이 한 곳을 포기해야 한다면 남들이 집

중해서 보지 않는 발부터 포기하게 되는 것이다. 각선미를 위해 발에는 가혹하기만 한 하이힐을 선택하게 되는 것이 가장 대표적인 예이다.

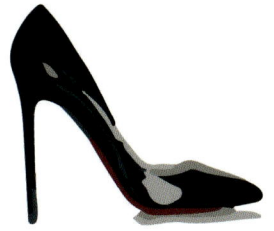

> 하이힐은 모든 병의 근원이 된다.
> 높아진 자존심에 비례하여
> 우리 몸을 쉬이 쓰러지게 만드는 신발이다.

발은 보이지 않지만 신발은 보이는 곳이기 때문에 신발의 디자인에 더욱 신경을 쓰게 되었다. 신발의 디자인은 발가락 부위가 점점 뾰족해지며 자연상태의 발의 모습과 전혀 다른 모습으로 변형되게 되었다.

신발의 종류도 다양해졌다. 운동화, 구두 등의 기본적인 모양의 신발에서 벗어나 샌들, 플랫슈즈, 슬리퍼, 부츠 등등 다양한 생김새의 신발이 등장했다. 공통점이 있다면 모두 자연상태의 발모양에 역

오해 받는 발가락, 그리고 무너지는 인체

행하는 디자인이라는 것이다. 인간의 걸음은 체중의 충격을 제거할 수 있게 걸어야 하는데 이러한 종류의 신발들은 인간의 걸음에도 변형을 가져오게 된 것이다. 예를 들어 슬리퍼를 신으면 자연스레 발을 끌면서 걷게 된다. 발 전체를 이용하지 않는 것이다. 아름다워 보이기 위해 화장을 하고 꽃단장을 하듯 신발의 모양은 자연상태의 발 모양과 다르게 변형되어 왔고, 신발의 변형은 곧 발가락의 변형으로 이어져왔다.

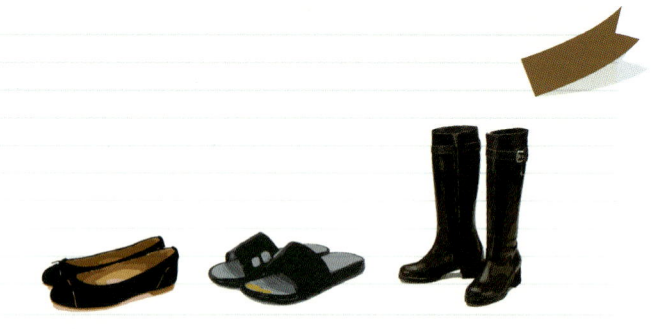

플래슈즈나 슬리퍼처럼 올바른 걸음을 방해하는 신발도 우리의 발에는 좋지 않다. 또한 부츠처럼 다리를 꽉 조여 혈액순환을 방해하는 신발 또한 발에 매우 안좋은 영향을 미친다.

3) 발가락에 대한 무지, 너무도 큰 책임

우리는 지금까지 발가락을 너무도 모르고 살아왔다. 모르는 것이 죄는 아니지만 그럼에도 불구하고 우리는 너무도 큰 책임을 지고 살아가게 되었다. 과학기술과 의료기술의 비약적인 발달에도 불구하고 질병은 늘어나게 되었다. 이는 뉴스 속에 나오는 이야기가 아니다. 바로 우리네 이야기이다. 발가락은 돈 많은 사람이든 돈 적은 사람이든 동일하게 가지고 있는 것이고, 발가락을 소홀히 하면 제 아무리 잘 사는 사람이라도 거기에 대한 책임을 피할 수 없다. 이제는 발가락에 대해 제대로 알 때이다. 발가락이 우리의 건강 뿐 아니라, 운동능력, 미용까지도 컨트롤 한다는 것을 알게 되면 세상을 바라보는 눈이 달라질 것이다. 그리고 하루라도 빨리 발가락에 대해 알게 된 당신은 하루 먼저 축복받게 된 사람인 것이다.

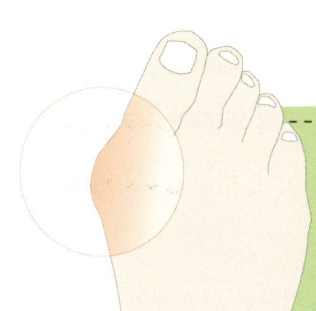

무지외반증은 엄지발가락이 안쪽으로 굽으면서 엄지발가락 아래쪽이 붉게 튀어나오는 현상을 말한다.
일반적으로 하이힐병이라고 부르기도 한다.

오해 받는 발가락, 그리고
무너지는 인체

3. 발가락이 중요한 이유

1) 우리 몸은 하나의 연결체이다.

자동차를 오래 타고 다니는 방법은 관리를 잘하는 것이다. 특히 엔진부와 브레이크는 그 중요성을 말할 필요가 없을 정도이다. 엔진은 자동차가 나아갈 수 있는 힘을 주는 역할을 하고, 브레이크는 사고 없이 운전할 수 있도록 도와주는 기능을 한다. 특히 브레이크는 마찰을 통해 자동차의 속도를 제어하기 때문에 제품이 소모되는 기간이 상대적으로 짧다. 자주 갈아줘야 하는 것이다. 브레이크부에서 핵심이 되는 부품은 브레이크 패드와 디스크인데 빠르게 회전하는 디스크를 패드가 강하게 마찰하여 자동차의 속력을 줄여주는 것이다. 이 마찰의 과정에서 브레이크 패드가 닳게 된다. 브레이크 패드가 심하게 마모되면 패드 뿐 아니라 디스크에 직접 마모가 발생하게 된다. 디스크의 마모는 다시 새로 갈아 끼운 브레이크 패드가 빨리 마모되는 원인이 된다. 함께 작용을 하는 두 개의 부품이 서로 마모를 빨리 진행시키는 직접적인 원인이 되는 것이다. 마모가 마모로 이어지는 악순환이 시작된다.

발가락이 중요한 이유는 우리의 몸이 하나의 커다란 연결체이기 때문이다. 우리의 몸 각각의 부위는 독립되어 있는 부품이 아니다.

각각의 부위에 영향을 미치는 연결체이다. 하나의 뼈는 그 뼈와 연결된 다른 뼈에 영향을 주고, 그 뼈는 또 다른 뼈에 영향을 준다. 모든 뼈는 시작점에서 끝 지점까지 서로 영향을 미치게 된다.

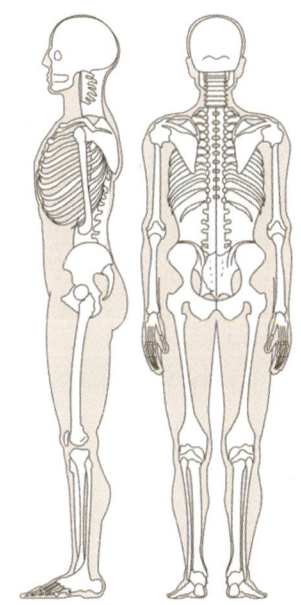

인체는 하나의 연결체이다.
발가락부터 머리 끝까지
이어져있지 않은
부위가 하나도 없다.
그렇기 때문에 각각의 부위는
서로 영향을 미치게 되어있다.

뼈와 연결되어 있는 것은 뼈뿐만이 아니다. 뼈와 뼈를 이어주는 것은 인대와 근육이다. 수많은 근육이 뼈를 이어주고, 움직일 수 있도록 힘을 더해준다. 이 근육이 힘을 내서 움직일 수 있도록 도와주

오해 받는 발가락, 그리고
무너지는 인체

는 것은 영양소를 공급해주는 혈관과 뇌에서 근육으로 신호를 보내주는 신경이다. 독소를 빼내주는 림프 또한 개별적으로 존재하는 부품이 아니다. 기계는 부품 하나가 고장이 나면 그 부품만 갈아 끼우면 된다. 하지만 인체는 갈아 끼울 부품도 없다. 인체가 변형되면 반드시 다른 부위에 영향을 미치게 된다. 그 부위가 어느 부위라도 마찬가지이다.

어떠한 이유로 허리를 다친 사람이 있다. 그 사람의 자세는 순간적인 허리 통증을 느끼지 않는 자세로 변형된다. 그리고 그 자세는 골반이나, 목뼈 등에 자연스레 영향을 미치게 되는 것이다. 무릎을 다쳐도 마찬가지이다. 도보 시에 무릎이 안 아프도록 절뚝거리며 걷게 되고, 이러한 걸음걸이는 우리 몸의 균형을 무너뜨리게 된다. 인체의 이동을 관장하는 발가락에 변형이 생긴다면? 우리 인체의 연쇄적인 변형은 이미 예고되어있다고 봐도 무방할 것이다.

2) 우리 몸의 모든 체중은 발가락에 집중된다.

인간은 두 발로 살아간다. 살아가는 동안 인체는 끊임없이 움직이게 되어있고, 그 움직임은 두 발을 요체로 진행된다. 문제는 오직 인간만이 온전한 직립보행을 한다는 점이다. 두 손에 자유를 선물해 준 직립보행은 모든 체중을 두 개의 발에 집중시켜 주었다. 이동 시에 모든 체중이 두 개의 발에 몰리게 되는 것이다. 두 개의 발은 완전 균형상태가 아니면 불균형이 되는 것을 의미한다. 발에 변형이 생기면 우리 몸은 척추를 중심으로 좌·우가 불균형을 이루게 되는 것이다.

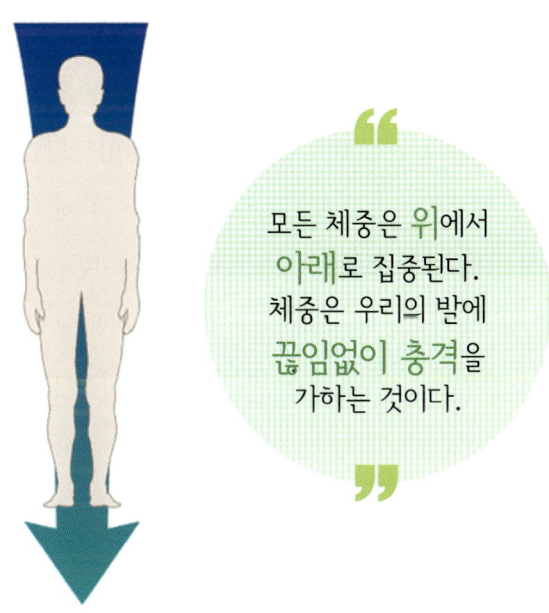

" 모든 체중은 위에서 아래로 집중된다. 체중은 우리의 발에 끊임없이 충격을 가하는 것이다. "

체중은 우리의 발에 끊임없이 외력(外力)을 가한다. 한 걸음을 걸을 때마다 발은 바닥의 반작용으로 인해 끊임없이 외력을 받고 있는 것이다. 그 외력은 생각 이상으로 큰 힘이다. 힘의 크기가 우리의 체중이라고 생각한다면 쉽게 와 닿을 것이다. 인체의 어느 부위에도 하루 종일 이정도의 충격이 지속적으로 가해지는 부위는 없다.

오해 받는 발가락, 그리고 무너지는 인체

발에 가해지는 외력은 하나 더 있다. 바로 신발이다. 원래 사람의 발은 사이사이가 벌어지게 되어있다. 뼈는 가락으로 이뤄져있고, 가락뼈 사이는 근육과, 신경, 모세혈관이 자리 잡고 있다. 그런데 요즘 신발은 발 폭을 매우 좁힌 디자인으로 발가락이 원래 기능을 다하는 것을 방해하고 있다. 발 폭이 좁은 신발에 발을 가두고 하루에 수천, 수만 걸음을 걷는 것은 마치 절구에 쌀알갱이를 넣고 절구공이를 찧는 것과 같은 효과이다. 지속적으로 발에 변형이 나타날 수밖에 없다는 것이다. 발가락에 지속적으로 부정적 외력이 더해지면 발가락은 변형으로 어질 수 밖에 없다. 그리고 앞서 이야기한 '연결체'의 속성과 더해지면 발가락부터 시작하여 우리의 몸 전체는 변형으로 이어지게 되는 것이다. 그러니 발가락이 어찌 중요하지 않을 수 있을까?

4. 발가락이 변형되고 있다.

1) 무지외반증(하이힐병)의 증가

발가락 변형의 대표적인 증상은 '무지외반증'이다. 소위 '하이힐병'으로 불리는 이 질병은 엄지발가락이 발 안쪽으로 굽는 증상이다. 뒷굽이 높고 앞굽이 좁은 하이힐을 신으면서 온 체중을 앞발로 지지하다보니 신발의 모양대로 발가락이 안쪽으로 굽게 된 것이다.

지난 2014년 국민건강보험공단에서 발표한 자료에 따르면 무지외반증으로 고통받고 있는 환자의 수는 2009년 4만1657명에서 2013년 5만5931명으로 1만 4274명으로 증가했는데 이는 연평균 7%씩 증가한 추세이다. 특히 증가추이로만 본다면 여성 환자수보다 남성 환자수가 더 큰 폭으로 증가를 하고 있는데 이는 키높이 깔창과 키높이 구두를 착용하는 빈도가 높아짐에 따른 것으로 추정하고 있다.

무지외반증이 심화되면 일상생활에 지장이 있을 정도로 통증이 심하고, 아름다움을 위해 즐겨 신던 하이힐을 신을 수 없게 된다. 더 큰 문제는 발가락의 변형으로 나타나는 연쇄적인 통증이다.

오해 받는 발가락, 그리고 무너지는 인체

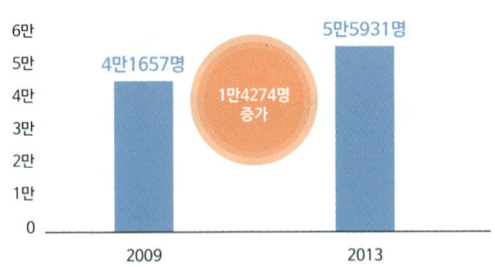

무지외반증 환자는 2009년 4만 1,657명에서 2013년 5만 5,931명으로 1만 4,274명 증가했다. 최근에는 키높이깔창의 영향으로 남성 무지외반증 환자가 급증하고 있다.

발가락이 변형되면 발가락이 담당하고 있는 반사구에 이상이 올 수밖에 없는데 엄지발가락 뿌리 부분은 우리 몸에서 목, 즉 경추를 담당하고 있다. 무지외반증으로 고생하는 사람들 중에 목디스크 환자가 많은 이유이다. 또, 발가락 끝에는 수많은 모세혈관과 신경이 자리잡고 있는데 발가락이 굽으면서 자연스레 혈액순환에 장애를 가져오는 것이다. 혈액순환의 장애는 소화불량, 불면증, 우울증 등으로 연결될 수 있다. 단순히 발가락질병이라고 생각한 무지외반증이 이토록 큰 파장을 일으키고 있는 것이다. 무지외반증만 그런 것 같은가? 발가락 변형은 다양한 형태로 나타나는데 그로 인해 다양한 질병으로 이어지고 있다. 여기에 대한 내용은 추후에 더 상세히 설명하도록 하겠다.

2) 발가락 변형의 원인

대한민국 국민들은 참 착한 민족이다. 문제가 발생하면 모든 이유를 자신에게로 돌린다. 집안이 망해도 '내가 잘못해서' 인 것이고, 취업을 못해도 '내가 능력이 부족해서'인 것이다. 마찬가지로 내가 병에 걸리거나 아파도 '내가 생활습관이 잘못되서' 또는 '내가 나이가 들어서' 와 같은 이유로 그 원인을 자신에게로 돌린다. 하지만 모든 원인을 본인에게로 돌린다고 해서 문제가 해결되지는 않는다. 어떤 현상의 정확한 원인을 파악하는 것은 문제를 해결하는 데에 있어서 가장 중요한 요소가 된다. 우리는 발가락이 변형되는 이유를 알아야 한다. 발가락의 변형은 '나'의 문제만 있는 것은 아니다. '환경'의 문제로 인해서도 변형이 나타난다. 그러니 더 이상 자책하지 말고 해결책을 찾아보아야 한다.

◼ 신발의 변화

발가락의 변형이라는 말을 들으면 가장 먼저 떠올릴 수 있는 원인이 바로 '신발의 변형'이다. 요즘은 하이힐 뿐 아니라 키높이 구두, 키높이 깔창 등 다양한 형태의 키높이 신발이 즐비하고 있다. 다리를 길어보이게 할 뿐 아니라 종아리 근육을 늘려줘 각선미가 살아나

오해 받는 발가락, 그리고
무너지는 인체

보이게 만들어주기 때문이다. 뒷굽이 높아지는 것은 발에 있어서는 매우 큰 문제이다. 발 전체로 체중을 지지해야하는 발이 발가락 만으로 온전히 체중을 지지해야 하게 된 것이다.

  신발의 변형은 뒷굽 만이 아니다. 발볼에도 영향을 미친다. 발의 모양을 잘 살펴보면 발가락 부분으로 갈수록 발 폭이 넓고 뒤꿈치 쪽으로 갈수록 발폭이 좁은 걸 볼 수 있다. 하지만 미의 기준이 바뀌어감에 따라 신발의 발 볼은 점점 좁아져왔다. 현재 전 세계에서 제작되는 구두의 95%는 자연상태의 발 모양과 다르다는 통계가 있다.(출처 : EBS 지식채널e- 신발 편) 신발은 발을 보호해주기도 하지만 신발의 모양을 결정짓기도 한다. 따라서 신발을 고를 때에는 발을 자연상태의 모양 그대로 유지시켜 줄 수 있는 신발을 신어야 한다.

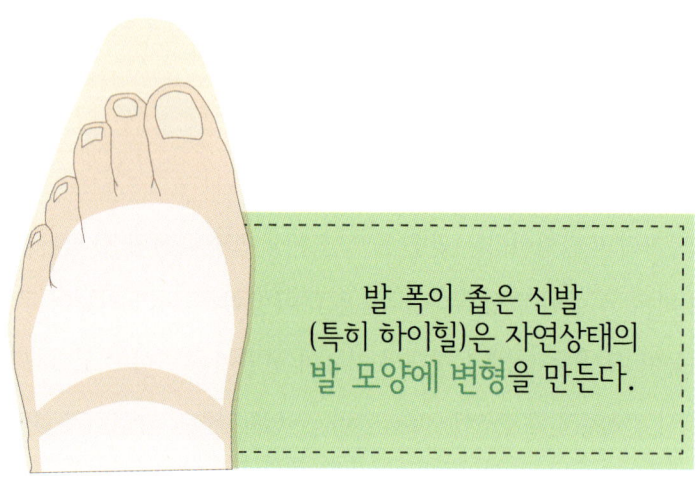

발 폭이 좁은 신발 (특히 하이힐)은 자연상태의 발 모양에 변형을 만든다.

◼ 도보환경의 변화

　신발이 발을 늘 감싸고 있는 제품이라면 발과 늘 맞서는 곳이 있다. 바로 바닥이다. 인간은 두 발로 보행을 하면서 모든 체중을 두 발로 집중시킨다. 하루 동안 발에 누적되는 무게는 1천 톤, 평생 누적 무게는 2천 5백만 톤에 이른다. 실로 어마어마한 무게가 발로 집중되고 있는 것이다. 아무리 정교하게 설계된 인간의 몸이라 하더라도 이 엄청난 무게가 가져오는 충격은 발만으로 온전히 제거하기란 쉬운 일이 아니다. 때문에 발을 도와줄 것이 필요한데 그것이 바로 '흙바닥'이다.

　원래 모든 땅은 '흙바닥'이었다. 흙바닥은 적당한 쿠션감으로 발에 가해지는 충격을 완화해준다. 자연상태의 발은 흙을 움켜쥐면서 도보를 하게 되는데 이때 흙은 발의 여러 반사점을 자연스레 지압해줄 뿐 아니라, 발가락 사이사이에 들어가 발가락 사이를 벌려주기도 하고 지압하기도 한다. 발가락이 흙과 만나 자연스레 관리를 받게 되는 것이다.

　안타깝게도 요즘은 도보환경에 흙이 사라졌다. 산업화의 과정 동안 먼지가 많이 나는 흙바닥 대신 아스팔트가 길가를 대신하게 되었다. 고층의 건물들에는 콘크리트와 타일이 바닥을 모두 차지하고 있다. 요즘엔 학교의 운동장마저 흙바닥이 아니라 우레탄이나 고무바

오해 받는 발가락, 그리고
무너지는 인체

닥으로 대체되고 있다. 생활에 편리함을 더하기 위해서 발에는 더욱 가혹한 바닥을 만들어가고 있는 것이다.

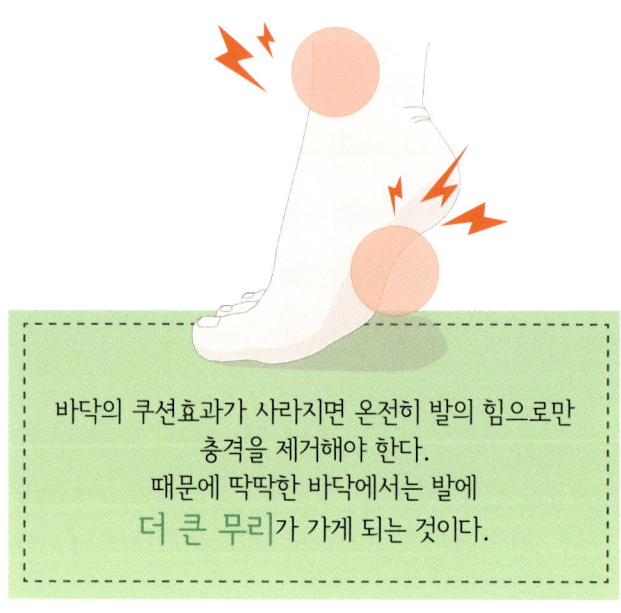

바닥의 쿠션효과가 사라지면 온전히 발의 힘으로만
충격을 제거해야 한다.
때문에 딱딱한 바닥에서는 발에
더 큰 무리가 가게 되는 것이다.

■ 과체중 - 만병의 근원

만병의 근원으로 손꼽는 비만. 비만은 발가락 변형에도 악영향을 미친다. 앞서 언급했다시피 발은 하루에 1천 톤의 무게를 견뎌낸다. 이것은 통계에 의한 평균일 뿐이고, 과체중인 사람은 당연히 더 큰 무게가 발에 가해지게 된다. 제거되지 못하는 충격은 체내에 쌓여 인체를 변형시키게 된다. 과체중은 특히 발의 주상골과 설상골을 무너뜨려 '편평족(평발)'의 형태를 만든다.

편평족의 기본적인 특성은 피로를 잘 느낀다는 점이다.(원인은 후에 정확히 설명하도록 하겠다.) 그렇기 때문에 편평족의 발형태를 가진 사람은 오래 걷는 것을 싫어하고 운동을 꾸준히 하지 못하는 경우가 많다. 이러한 생활습관은 과체중으로 이어지는 가장 결정적인 원인으로 이어지는데 과체중은 다시 편평족을 만들어내니 '과체중 → 편평족 → 과체중'으로 이어지는 악순환이 반복되게 되는 것이다.

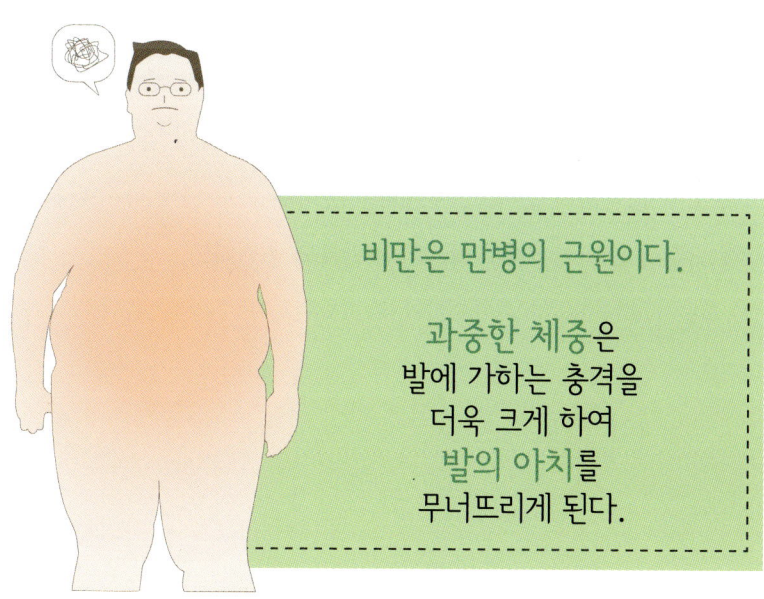

비만은 만병의 근원이다.

과중한 체중은 발에 가하는 충격을 더욱 크게 하여 발의 아치를 무너뜨리게 된다.

오해 받는 발가락, 그리고 무너지는 인체

■ 올바르지 못한 걸음걸이

인체의 변형을 발가락만으로 모두 설명을 하는 것은 당연히 어려운 일이다. 생활습관의 변화로 인해 인체가 변형되는 경우가 너무도 많기 때문이다. 하루 종일 컴퓨터로 업무를 보는 사람들은 목을 쭉 빼고 앉으면서 거북목 증후군에 시달리는 경우도 있고, 책상에 잘못된 자세로 오래 앉아있다 보니 척추나 골반이 먼저 틀어지는 경우도 있을 수 있다. 지속적으로 말하지만 신체 각 부위의 변형은 서로 영향을 미치게 되어있다.

허리든, 골반이든, 무릎이든 통증이 있으면 사람은 통증을 피하기 위해 자세를 바꾸게 되어있다. 걷는 자세를 바꾸면 자연스레 체중은 발의 한 부분에 쏠리게 된다. 그러면 발에 가해지는 충격이 온전히 제거되지 않고 변형으로 이어지는 것이다. 발가락이 변형되어 체중이 고루 분산되지 못하고, 제거되지 못하면 그로 인해 다시 다른 변형과 통증으로 이어지는 악순환이 반복되게 된다.

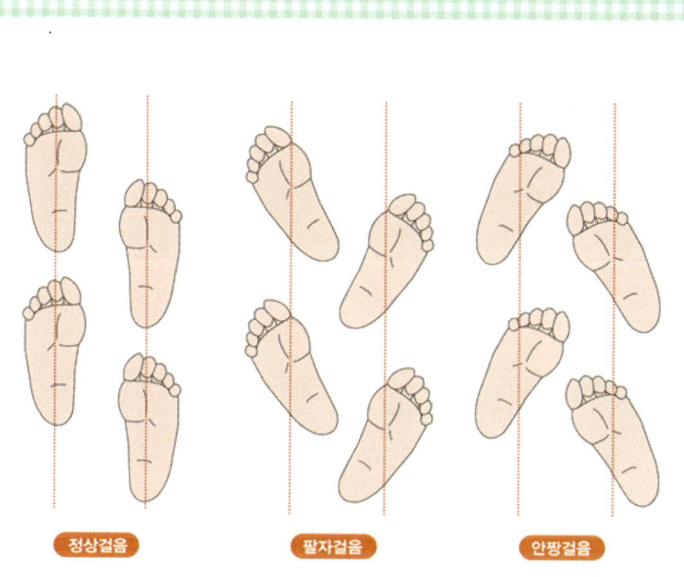

정상걸음　　　팔자걸음　　　안짱걸음

발걸음의 모양만 보더라도 발이 어떻게
변형되었는지를 알 수 있다.

오해 받는 발가락, 그리고 무너지는 인체

[참고자료]

- 족저근막염 : 2010년에 9만1079명에서 2014년 17만8638명으로 약 2배 증가(96.1% 증가) (국민건강보험공단)

- 하지정맥류 : 2009년 13만5000명에서 2013년 15만2000명으로 증가(건강보험심사평가원)

- 무지외반증 : 2009년 4만1657명에서 2013년 5만5931명으로 증가 연평균 7%이상 증가 (국민건강보험공단)

- 척추질환 : 2009년 10,558,000명에서 2014년 12,578,000원으로 증가(국민건강보험공단)

- 오십견 : 2008년 2744명에서 2013년 9457명으로 증가 (연평균 28%의 증가) (국민건강보험공단)

- 유방암 : 2011년 10만 4293명에서 2015년 14만1379명으로 35.6%(3만7086명) 증가 (국민건강보험공단)고혈압 : 2009년 487만명(6,704억원)에서 2013년 551만명(8,104억원)으로 증가(건강보험심사평가원)

- 당뇨병 : 2009년 190만명(4,463억원)에서 2013년 231만명(5,819억원)으로 증가(건강보험심사평가원)

2

발가락의 정체

발가락의 정체

1. 발가락이란?

1) 발가락의 생김새

　발가락은 누구나 가지고 있지만 그 본래의 모습을 알고 있는 사람은 많지 않다. 우리가 보는 발가락의 모습은 발가락의 일부에 불과하기 때문이다. 발가락은 드러나 있는 발가락과 숨겨진 발가락으로 나뉘어져 있다. 때문에 발가락의 진짜 모습을 알기 위해서는 발 뼈 모양도를 보아야 한다.
　우리가 보던 발가락은 매우 짧고 두툼하다. 하지만 발 뼈의 모양을 보면 손가락보다 긴 가락이라는 것을 알 수 있다. 5개의 기다란 가락지가 발의 60% 가까이를 차지하고 있다. 가늘고 기다란 것은 변형되기 쉽다. 국수 가락이 부러지지 않도록 잘 관리하듯 발가락 또한 변형되지 않도록 적극적으로 관리해야한다.
　발 뼈의 모양은 인체를 담고 있다. 발 뼈 측면도를 보면 척추모양과 같은 형태로 구성되어있다. 직선의 모양이 아니라 아치가 살아있는 곡선의 형태인 것이다. 발과 척추의 아치는 체중이 가하는 하중을 고르게 분산시키고 제거하는데 효과적인 역할을 하는 것이다. 척추와 발 모두 아치가 사라지면 다른 부작용으로 이어지게 된다.

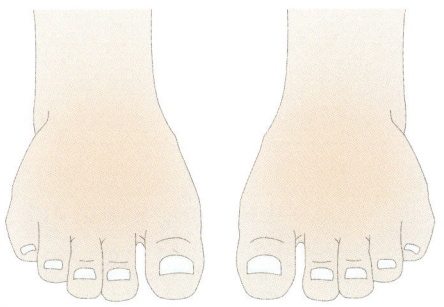

외형상 드러난 발가락 부분은 매우 짧고 못생겼다.
못생긴 외모는 그 중요한 역할까지도
가리게 된 것이다.

가. 인체에서 가장 정교하게 설계된 부위

자동차에 중요하지 않은 부품이 있겠냐마는 비싼 제품들은 대부분 작고 정교한 부품들이다. 작은 부피 안에 오밀조밀하게 다양한 기술들이 자리 잡고 있다. 인체에서 가장 정교한 부위는 어디일까? 사실 인체에는 정교하지 않은 부위가 없다. 신경, 모세혈관 등이 빼곡하게 자리 잡고 있으면 그 밀도를 측정하는 것은 거의 불가능하기 때문이다. 하지만 그 밀도를 '뼈'에만 국한한다면 이야기는 달라진다. 가장 밀도가 높고 정교한 부위는 '손'과 '발'이다.

발가락의 정체

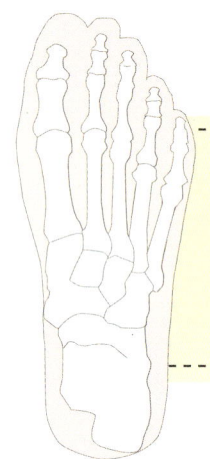

발 뼈의 모양을 보면 가늘고 기다란 **'가락'** 부위는 발 전체의 **50% 이상**임을 알 수 있다.

머리 끝 부터 발 끝 까지 인체의 모든 뼈를 더하면 총 206개이다. 206개의 뼈 중 양 손에 54개의 뼈가, 양 발에 52개의 뼈가 집중되어 있다. 모든 뼈의 50%가 넘는 뼈가 손발에 집중되어 있다는 것은 그만큼 정교하고 중요한 부위라는 의미일 것이다. 하지만 쉽게 납득이 가는가? 손은 사실 쉽게 납득이 간다. 우리 몸 중에서 가장 정교한 작업을 하는 부위는 언제나 손이다. 예쁜 글씨를 쓸 때도, mm단위의 길이를 측정할 때도, 심지어 색상의 그라데이션을 넣는 예민한 작업 또한 손으로 할 수 있다.

하지만 발은 납득이 어렵다. 그토록 정교한 부위라니. 투박하기만 하고 냄새나는 부위로만 여겨왔기 때문이다. 하지만 발은 우리가 상상하는 이상으로 수많은 일을 하고 있다. 정교한 일을 하기는 어려울지 몰라도 손 이상으로 중요한 일을 하고 있는 것은 사실이다.

나. 발가락의 영역

양 발에 있는 52개의 뼈. 그렇다면 발가락은 얼마나 많은 뼈를 할당받고 있을까? 놀랍게도 52개의 뼈 중 38개의 뼈가 발가락뼈이다. 이토록 짧고 뭉툭한 발가락에 이토록 많은 뼈가 있다는 것이 이해가 되지 않을 것이다. 합당한 의문이다. 그 이유는 발가락뼈는 드러난 부분과 가려진 부분이 공존하는 부위이기 때문이다.

발가락은 지골과 중족골로 이루어져 있다. 중족골은 우리 발에서 발바닥과 발등에 해당하는 부위의 뼈인데 각 발가락 당 1개씩, 한 발에 총 5개의 중족골이 있다. 우리가 눈으로 보는 발가락 부분의 뼈는 '지골'이라고 부르는 부위다. 지골은 보이는 부분과 보이지 않는 부분이 있다. 지골은 중족골 끝에 위치하고 있는데 엄지발가락에 2개가 있고 나머지 4개의 발가락에 3개씩 한 발에 총 14개의 지골이 존재한다. 중족골 5개에 지골 14개를 더하여 한 발에 발가락뼈는 총 19개, 양발에는 총 38개의 발가락뼈가 존재하는 것이다.

발가락의 정체

발의 뼈
배면상

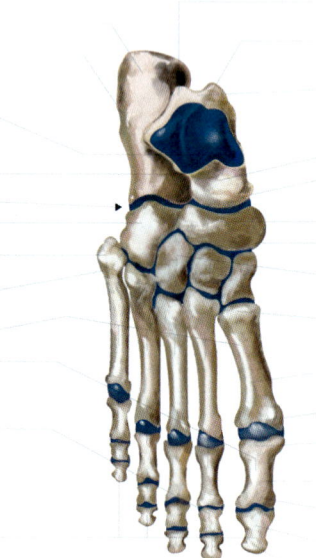

- 종골체부
- 종골의 비골활차(복숭아뼈)
- 거골활차
- 족근동
- 횡족관절
- 입방골
- 족근중족관절
- 제5중족골조면
- 중족골
- 근위지골
- 중지골
- 지절골

- 외결절
- 내결절
- 무지장굴건구
- 거골경부
- 거골두
- 주상골
- 주상골조면
- 설상골
- 제1중족골기저
- 제1중족골간
- 제1중족골두
- 중지골기저
- 중지골간
- 중지골두
- 지절골기저
- 지절골조면

발가락은 손가락과 더불어 우리 몸에서 가장 **정교**하게 설계된 부위이다. 양 발에는 **52개의 뼈**가 자리잡고 있다.

다. 모세혈관의 집합소

혈액은 인체의 가장 중요한 구성요소 중 하나다. 혈액은 몸의 체온을 유지시킬 뿐 아니라 몸 전체에 산소와 영양소를 공급하는 일을 한다. 혈액순환이 잘 이뤄지지 않으면 수족냉증과 같은 저체온 현상이 나타나기도 한다. 이 때 온 몸 구석구석에 들어가 산소와 영양소를 공급하는 혈관이 있는데 머리카락처럼 가는 혈관이라고 하여 '모세(毛細)혈관'이라고 한다. 실제로는 머리카락보다 훨씬 더 얇기 때문에 눈으로는 파악할 수 없지만 우리 몸 곳곳에 퍼져서 수많은 조직에 산소와 영양분을 공급하는 역할을 한다.

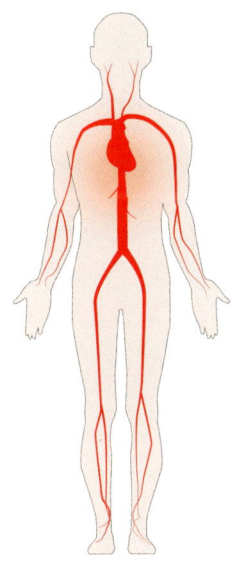

심장에서 출발한 혈액은
온 몸을 돌고 돌아
발 끝까지 내려갔다가 다시
심장까지 순환한다.

발가락의 정체

모세혈관은 인체 곳곳에 퍼져있다. 그 중에서도 손과 발에는 수많은 모세혈관이 자리하고 있다. 혈액순환이 원활하지 않으면 손과 발부터 느끼게 된다. 수족냉증은 혈액이 손끝과 발끝의 모세혈관까지 원활하게 전달되지 않으면서 나타나는 경우가 많다. 혈액을 손과 발끝까지 원활히 전달할 수만 있어도 우리의 몸은 혈액순환장애로 겪는 고통을 훨씬 줄일 수 있다.

라. 림프의 자극점 (가스 및 노폐물 배출구)

① 동맥 · 정맥을 교환하며 노폐물이 발생한다.

우리의 심장은 2개의 방과 2개의 실로 되어 있다. 영양분을 한껏 머금은 혈액은 좌심방에서 동맥을 통해 출발 하는데 이것이 수축기의 혈압이다. 흡수를 시켜야 하는 영양소를 머금고 있기에 동맥의 혈액은 깨끗하다. 혈압은 피가 동맥에 부딪치는 압을 말하는데 일반적으로 120/이라고 한다.

동맥의 흐름은 중단할 수 없다. 동맥의 흐름이 중단되면 혈액이 온 몸에 퍼지지 못하고 죽게 되는 것이다. 일반적으로 자살을 할 때 동맥을 절단하여 죽는 것이다.

동맥절단까지는 아니더라도 피의 흐름이 원활하지 못하면 동맥경화 또는 심장질환처럼 다양한 증상이 발생하기도 하며 심장마비 증상이 올 수도 있다.

잠을 자다가 갑자기 사망하거나 산에 오르다가 사망. 일상적으로 일하다 갑자기 사망하는 것 또한 동맥에 이상이 생겨 일어나는 증상이다.

빠르게 흐른 동맥은 모세혈관에서 정맥으로 옮겨가게 된다. 이때 모세혈관을 통해 영양소를 세포 곳곳에 옮기면서 정맥으로 옮겨가

발가락의 정체

게 되는데 이 과정에서 남는 찌꺼기는 림프선에 남게 되는 것 이다. 다시 말해 정맥으로 가지 못하는 피는 림프모세혈관에 남게 되는데 이를 독소 또는 노폐물이라고 한다. 노폐물을 잘 처리하는 것이 건강 유지의 핵심이다. 그리고 이 노폐물이 우리 몸과 발에서 땀이 나고, 냄새가 나는 이유다. 독소가 땀으로 배출이 되고, 독소로 인해 냄새가 나게 되는 것이다.

혈액은 영양소를 나눠주고 정맥을 통해 우심방으로 돌아오게 된다. 이것이 이완기 혈압이라고 하는데 /80이라고 한다. 정맥은 식사를 마친 후의 식판이라고 보면 된다. 음식 찌꺼기 같이 영양소를 배분하고 나서 이산화탄소등을 머금고 돌아온다. 따라서 정맥을 타고 들어오는 혈액은 상대적으로 지저분하다. 그래서 정맥에는 판막(valve)이라는 것이 있다. 지저분한 피가 역류하여 동맥을 침범하는 것을 막아주고 불순물을 걸러주는 역할인 것이다. 이 때 판막이 정맥을 제대로 제어하지 못하면서 생기는 것이 '하지정맥류'인 것이다. 우리의 몸에서 동맥과 정맥, 모세혈관과 림프는 모두 원활하게 순환되어야 한다.

② 찌꺼기(노폐물)를 버려야 건강해진다.

먹는 것만큼 잘 해야 하는 것이 버리는 것이다. 식사를 하고 나면 반드시 변을 보아야 하고, 산소를 들여 마시면 이산화탄소를 배출해야 한다. 숨쉬기마저도 잘 해야 하는 것이다.

이와 마찬가지로 혈액순환을 하면서 세포와 장기 곳곳에 영양소를 공급하고 나면 모세혈관과 림프를 통해 더러운 찌꺼기를 밖으로 내보내야 한다. 이것을 노폐물이나 독소라고도 한다. 대부분의 독소는 땀샘을 통해 땀으로 배출되거나 소변과 대변의 형태로 배출되게 된다. 땀에서 냄새가 나는 이유는 독소가 배출된 결과물이기 때문이다.

무좀, 습진과 같은 질병은 균에 의한 질병이다. 피부사상균으로 인하여 발생하는 질병인데 피부사상균은 피가 고여서 배출되지 못하고 썩어서 발생하는 균이다. 무좀과 습진이 심하면 약을 먹거나 바르게 되는데 그 균은 일시적으로 숨어서 보이지 않게 되는 것일 뿐 근원적인 치료는 매우 어렵다. 이 또한 피부사상균이 발생하는 원인을 제거하면 되는데 바로 모세혈관과 림프를 깨끗이 청소하면 되는 것이다.

림프를 자극하면 림프가 원활히 순환하며 우리 몸의 독소를 알아서 배출을 시키는데 정상적인 성인은 하루 약 500cc의 땀을 흘리게 된다. 이는 낮에 활동하면서 흐르는 땀보다 밤에 자면서 배출하는 땀의 양이 더 많다고 알려져 있다. 저녁보다 아침에 샤워를 해야 하는 이유이기도 하다.

발가락의 정체

　더욱 신기한 점은 땀의 맛이 상황별로 다르다는 점이다. 땀의 맛을 보면 운동하면서 흐른 땀의 맛, 노동 후 흐른 땀의 맛, 사우나 찜질방에서 흐른 땀의 맛은 모두 다르다. 림프가 자극되는 경로가 다르기 때문인데 노동을 통해 땀을 흘릴 때 가장 많은 독소가 배출되며 지독하고 찌린 내가 나게 된다. 냄새가 나는 것은 생활엔 불편할지 몰라도 우리 몸에서는 꼭 필요한 과정인 것이다.

　③ 노폐물을 제대로 버리려면 림프를 자극하라!

　인체의 건강을 이야기 할 때 쉽게 간과하는 부분이 있으니 바로 '림프'이다. 영양소를 공급하고 혈액순환을 원활하게 하는 데에는 그 중요성을 알고 신경도 많이 쓰지만 림프에는 쉽게 관심을 가지지 않는다. 림프는 우리 몸에서 하수구의 역할을 하는데, 쉽게 말해서 우리 몸의 노폐물과 독소를 밖으로 배출시키는 역할을 한다.

　림프가 모여 있는 림프절은 우리 몸에 몇 군데가 있다. 쇄골뼈 아래, 귓불 뒤, 안면윤곽, 서혜부, 겨드랑이 사이 등 다양한 곳에 존재한다. 그렇기 때문에 림프마사지나 림프 관리를 이야기 할 때는 자연스럽게 '림프절'에 집중되게 되었다. 하지만 이제는 발에 있는 림프를 집중해서 보아야 한다. 림프는 모세혈관을 따라 존재한다. 조직에 영양소를 공급하는 모세혈관을 따라 그 노폐물을 처리하는 림프가 함께 존재하는 것이다. 당연히 발에도 수많은 림프가 존재하는데 우리가 발에 있는 림프를 주목해야 하는 이유는 '중력'의 영향 때문이다.

인간은 직립보행을 하는 동물이다. 모든 것은 위에서 아래로 집중된다. 혈액과 영양소는 물론이고, 노폐물도 아래로 모이게 된다. 부종이라는 단어를 들으면 하지부종을 먼저 떠올리는 이유이다. 하체에서 노폐물을 원활하게 배출시켜야한다. 다시 한 번 말하지만 노폐물을 체외로 배출시키는 것은 '림프'이고 발은 림프를 지속적으로 자극할 수 있는 가장 좋은 지압점이다.

마. 섬세한 근육과 인대

발에는 가장 섬세한 근육과 인대가 몰려있다. 족저근막과 같이 굵고 튼튼한 근막부터 시작해서 가장 섬세한 표피까지 발은 매우 섬세한 근육의 집합체이다. 어릴 적 발바닥을 간지럽히는 장난을 누구나 해보았을 것이다. 깃털의 매우 작은 자극도 느낄 수 있는 부위가 발이다. 반대로 강한 힘을 가할 때 역시 발로 한다. 손으로 공을 던질 때 보다 발로 찰 때 더 강하고 멀리 공이 나가는 것은 누구나 알 수 있다. 발을 생각할 때 '강하다'는 느낌을 받는 이유가 이것이다. 하지만 발은 섬세하게 관리해줘야 하는 부위다. 발마사지를 세게만 할 경우 오히려 몸에 부담이 되기도 한다.

발가락의 정체

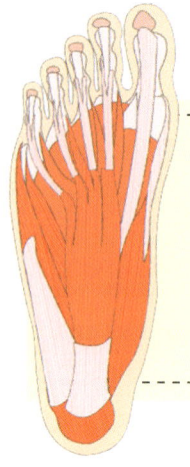

발에는 수많은 **근육**과 **인대**가 있다.
무던해 보이지만 그 어느 부위보다
섬세하게 다뤄야
하는 부위이다.

발가락의 역할

인간은 직립보행을 통해 두 손을 얻게 되었다. 두 손을 사용하게 되면서 농경문화를 정착할 수 있게 되었고, 잉여생산물을 얻을 수 있게 되었으며 식량을 저장할 수 있게 되었다. 즉, 먹는 것 이상의 가치에 눈을 돌릴 수 있게 된 것이고, 찬란한 문화를 만들어갈 수 있는 원동력이 된 것이다.

하지만 두 손을 얻은 대가로 두 발은 두 배의 짐을 지게 되었다. 네 발로 지탱하던 체중을 두 발로 온전히 지지해야 되는 것이다. 두 발로 직립보행을 하는 인간은 사족(四足)보행을 하는 짐승들에게는 나타나지 않는 '척추협착증'과 같은 질병으로 고통 받게 되었다.

가) 직립 : 10개의 발가락으로 서다!

간단한 문제를 하나 풀어보자. 10명의 사람이 80kg 무게의 통나무를 들고 날라야 한다. 한 사람에 짊어져야 하는 통나무의 무게는 얼마인가?

너무 쉬워서 한 숨이 나올 수 있다. 수학 교과서대로라면 한 사람당 짊어져야 하는 무게는 8kg일 것이다. 하지만 사람이 하는 일이 그렇게 공정할 수 없다. 사람마다 키가 다르고 양심도 다르고 체력도 다르다. 누군가는 15kg 이상의 하중을 지탱해야 할 수도, 누군가는 2~3kg의 무게만을 짊어져야 하는 수도 있기 마련이다. 이러한 경우 짧은 거리를 이동할 때는 티가 안날 수 있지만, 먼 거리를 이동해야 할 경우 반드시 부작용이 나타나게 되어있다. 팀워크에 이상이 생겼기 때문이다.

인체는 '직립'을 하는 동물이다. 무언가 어색한가? '직립보행'이라는 말이 익숙하기 때문일 것이다. 하지만 직립이라는 말에 먼저 집중해야한다. 직립보행에서 '직립(直立)'이라는 말은 '두 발로 꼿꼿하게 서는 상태'를 의미한다. 하지만 이제는 그 개념을 조금 바꿔야한다. 직립은 '열 개의 발가락으로 서 있는 상태'로 정의할 수 있다. 두 발에는 10개의 발가락이 있는데 무슨 차이가 있느냐고 반문할 수 있다. 하지만 우리의 발을 조금만 더 자세히 들여다보면 큰 차이를 볼 수 있다.

발가락의 정체

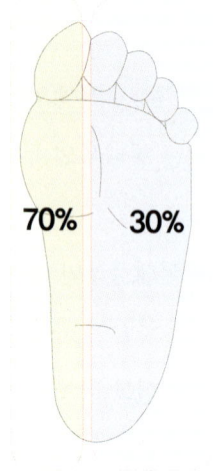

발의 바깥쪽으로 걷는 습관은 매우 좋지 않은 습관이다. 엄지발가락으로 걷는 듯한 느낌으로 걸어야 올바른 걸음걸이를 유지할 수 있다.

가만히 서 있는 인체는 양쪽 발에 모든 체중이 집중된다. 인체는 그 체중을 발 전체에 체중을 분산시켜야 한다. 체중분산은 크게 종과 횡으로 나눌 수 있다. 발을 종으로 나누면 크게 발뒤꿈치, 발바닥, 발가락으로 나눌 수 있는데 발뒤꿈치에 70%, 발 바닥에 20%, 발가락(여기서는 발의 가장 앞, 보이는 발가락 부분을 의미한다.)에 10% 정도로 체중을 나누는 것이 좋다. 발을 횡으로 나누면 엄지발가락쪽과 새끼발가락쪽으로 나눌 수 있다. 이 경우 발뒤꿈치에서 엄지발가락으로 이어지는 라인에 우리의 체중이 70% 가량 집중되고, 나머지 부위에 30%의 체중을 분산시키는 것이 좋다.

문제는 발가락이 변형되면 체중이 발 전체에 고루 분산되지 않는 다는 점이다.

지금 어떤 자세로 이 책을 읽고 있는가? 누군가는 바른 자세로 앉아서 읽을 것이고, 누군가는 누워서, 또 다른 누군가는 지하철 기둥에 몸을 기댄 채 읽기도 할 것이다. 잠시만 자리에 똑바로 서서 발을 한 번 느껴보도록 하자. 신발을 벗고 제자리에서 가만히 서있기만 하면 된다. 서 있는 동작에서 발가락에 체중이 실리는 것이 느껴지는가? 발의 어느 쪽에 체중이 많이 실리는가? 발가락이 땅에 닿지 않거나 힘이 거의 안 실리지는 않는가? 당신의 발가락은 변형되었을 확률이 매우 높다.

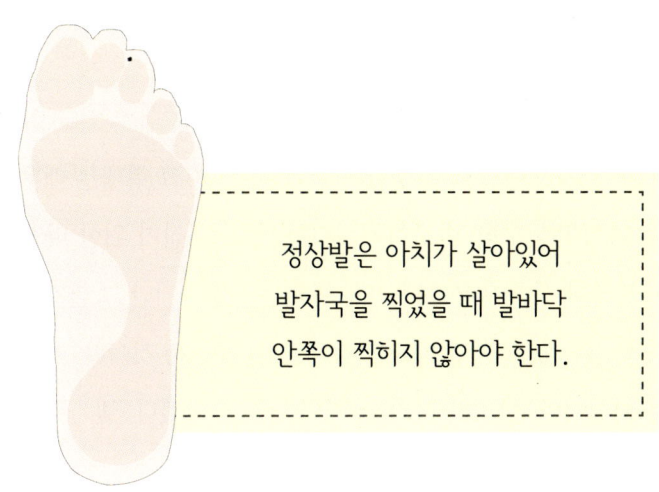

정상발은 아치가 살아있어
발자국을 찍었을 때 발바닥
안쪽이 찍히지 않아야 한다.

발가락의 정체

* 아치 (arch)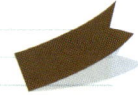

발에는 아치가 있어야 한다. 아치는 족궁(足弓)이라고도 하는데 발의 휘어짐이 활처럼 휘어져서 생긴 이름이다. 아치는 크게 종아치와 횡아치로 나눌 수 있고, 종아치는 외측아치와 내측아치로 나눌 수 있다. 종아치는 발바닥 부분에 활처럼 휘어진 부분을 의미한다. 이 활처럼 휘어진 아치의 역할을 발에 가해지는 충격을 완화해주는 것인데 아치가 무너진 발을 '평발'이라고 부른다. 이 아치는 너무 없어도, 너무 높아도 변형이 온 것인데 모나미 볼펜 하나를 발바닥에 넣었을 때 잘 들어갈 수 있을 정도의 아치면 정상이라고 볼 수 있다.

나) 직립보행 :

한 때 '건강보행법'이 유행한 시기가 있었다. 그 형태는 매우 다양한데 '파워워킹'부터 '마사이족워킹화'까지 잘 걷기 위한 다양한 방법과 도구가 시중에 유통되었다. 형태는 다양하지만 그 골자는 사실 한가지이다. '잘 걷기만 해도 건강해질 수 있다'는 것이다. 부정할 수 없는 사실이다. 하지만 감히 한 가지 단언을 하겠다. 발가락이 변형된 상태로는 '제대로' 걸을 수 없다.

잘 걷는다는 것은 신체를 목적지까지 이끌고 가는 것을 의미하지 않는다. 넘어지지 않고 걷는 것은 2~3세 아이들에게 칭찬하는 것이지 성인들에게 바라는 바가 아니다. 잘 걷는다는 것은 두 가지 의미를 담고 있다. 하나는 체중의 충격을 온전히 제거하며 걷는 것이고, 다른 하나는 '지속적으로 펌핑작용을 하는 것'을 의미한다.

사람이 한 걸음을 걸을 때 한 발이 감당해야 하는 무게는 약 56kg~90kg에 다다른다. 한 사람이 평생 걷는 걸음을 계산하면 발이 지탱해야하는 무게는 2천 5백 만 톤에 이른다. 이 어마어마한 충격이 체내에 쌓이면 인체는 반드시 변형을 일으킨다. 하지만 인간의 발은 이 어마어마한 충격을 온전히 제거할 수 있게 설계되어있다. 다만 자연상태 그대로의 변형되지 않은 발가락 상태이며, 올바른 걸음으로 걸을 때의 이야기이다. 그렇다면 올바른 걸음이란 어떤 걸음을 말하는 것일까? 쉽게 말하면 발에 있는 세 개의 도르래를 모두 이용하여 걷는 것이다. 걸음이라는 것은 결국 좌측 우측 발의 체중이동을 의미한다. 발 뒷꿈치를 바닥에 닿고 발바닥을 지나 엄지발가락으로 반대편 발에 체중을 넘기는 행동인 것이다. 이 때 발에서는 3개의 도르래가 작동을 해야 한다. 우리 몸은 위에서 아래로 충격을 가하지만 세 개의 도르래가 직선운동을 회전운동으로 바꿔주며 충격을 완화하고 제거하는 것이다. 첫 번째 도르래는 '뒤꿈치도르래'다. 발 뒤꿈치로 큰 충격을 완화시키는 것이다. 둥그런 모양의 뒤꿈

발가락의 정체

치로 체중을 지지할 때 굴렁쇠가 구르듯 원운동을 하며 체중을 1차적으로 완화해준다. 두 번째 도르래는 발목 도르래이다. 뒤꿈치 도르래와 같은 원리로 체중의 충격이 작용반작용의 원리로 위로 전달되는 것을 완화해준다. 이 두 개의 도르래는 기본적으로 잘 사용한다. 문제는 세 번째 도르래인 발가락도르래이다. 5개의 발가락 중에서 검지발가락(2지)부터 새끼발가락(5지)까지 4개의 발가락은 이동 시 바닥을 움켜쥐는 역할을 한다. 추진력을 얻는 동작이다. 반대로 엄지발가락은 체중을 반대편발로 이동시키는 역할을 한다. 이 때 발의 마지막까지 남아 도르래의 역할을 하며 충격을 제거해주는 것이다. 문제는 발가락의 변형으로 인하여 발가락도르래를 잘 사용하지 않는다는 점이다. 발가락에 변형이 오면 발가락을 사용하지 않게 되는데 이 말은 곧 충격을 완전히 제거하지 않고 체내에 일부를 쌓아두는 것을 의미한다. 발가락은 인체의 충격을 완화하는 가장 중요한 부위이다.

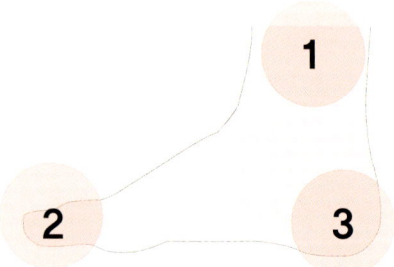

발에는 도르래가 세 개 있어 충격을 줄여주는데, 바로 발목, 발뒤꿈치, 그리고 발가락이 그것이다.

도보 중 발가락의 맡은 또 다른 임무는 펌핑작용이다. 사람은 이동을 할 때 발가락을 움켜쥐었다 폈다 하는 동작을 반복한다. 순간적으로 근육이 수축되었다가 이완되는 것이다. 그런데 발가락만 수축·이완작용을 하는 것이 아니다. 도보를 하는 순간 종아리 근육도 수축·이완이 일어난다. 근육이 수축·이완 운동을 하면 혈관과 신경, 림프 등의 물이 흐르는 관을 펌프질하는 효과가 나타난다. 순환을 원활하게 해주는 것이다. 이 발가락이 변형되거나 다른 어떤 이유로 수축·이완 작용을 제대로 하지 못하면 혈액순환에 장애가 생길 수 있는 것이다.

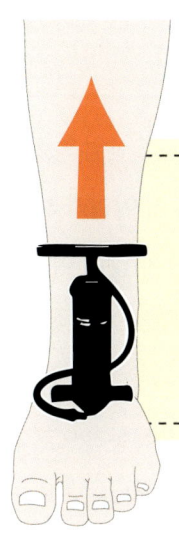

발가락은 펌프의 역할을 한다.
발 끝까지 내려간 혈액,
신경, 림프를 다시 위로
올려 보내준다.

발가락의 정체

> 하이힐은 정말 만병의 근원이다. 단순히 발가락 뼈를 변형시키기 때문만이 아니다. 하이힐을 신으면 가만히 서 있는 상태에서도 종아리 근육이 수축되어있다. 걸으면서 이완이 안되는 것이다. 수축과 이완이 번갈아가면서 이뤄지지 않으면 혈액순환 장애로 이어지게 된다. 그 다음은 굳이 설명하지 않아도 알 것 이다. 신발에 대한 내용은 4장에서 더 자세히 다루도록 하겠다.

다) 운동작용

생활수준이 향상 평준화되면서 생활체육이 새로운 산업으로 각광받고 있다. 단순히 잘 먹고 잘 입기 위해서 사는 것이 아니라 보다 풍요로운 삶을 살기 위해서 살아가는 것이다. 때문에 수많은 여가생활이 등장하게 되었다. 그리고 그 대표적인 것이 생활스포츠이다. 그리고 발가락은 스포츠에도 직접적으로 개입한다.

스포츠의 종류는 매우 다양하지만 크게 4가지 운동동작으로 분류할 수 있다. 정지운동/직선운동/회전운동/근력운동이다.

■ 정지운동

　정지운동의 대표적인 스포츠는 사격과 양궁이다. 모든 세포를 곤두세운 상태로 모든 움직임을 정지시킨 상태에서 순간적인 격발로 승부가 나는 스포츠이다. 이 때 발가락의 역할은 신체를 지지하는 역할이다. 굽고 휜 발가락은 미묘하게 신체밸런스를 무너뜨린다. 발가락을 펼치기만 하더라도 균형을 잡는데 큰 도움이 된다. 생각해 보자. 스케이트 날 위에 서 있을 때 균형 잡는 것이 편하겠는가? 스노우보드 위에 서 있을 때 균형 잡는 것이 편하겠는가?

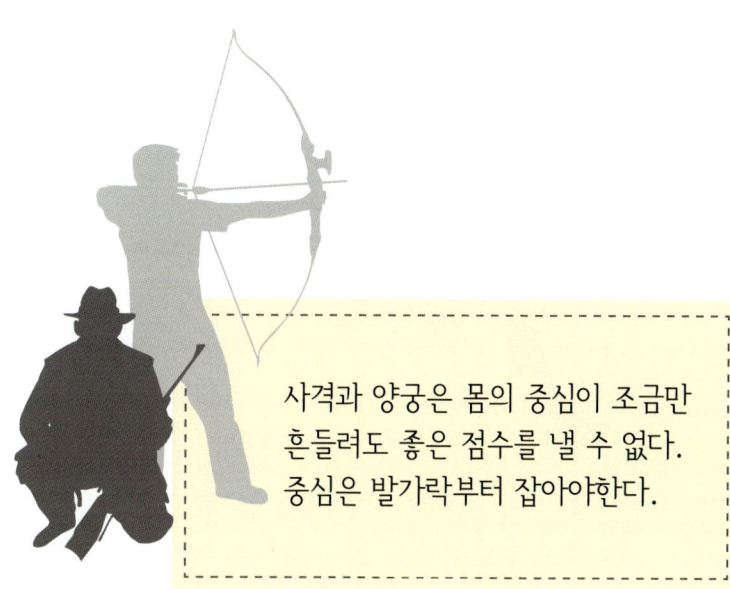

사격과 양궁은 몸의 중심이 조금만 흔들려도 좋은 점수를 낼 수 없다. 중심은 발가락부터 잡아야한다.

발가락의 정체

■ 직선운동

달리기와 점프로 대표되는 직선운동은 운동동작의 대표적인 동작이다. 걸음을 걷는 동작을 보면 발가락의 사용을 잘 보지 못할 수 있다. 하지만 달려가는 동작을 보면 발가락의 중요성을 알게 된다. 발가락이 땅바닥을 힘차게 박찰 때 더 빠른 스피드를 낼 수 있고, 더 높이 점프 할 수 있다.

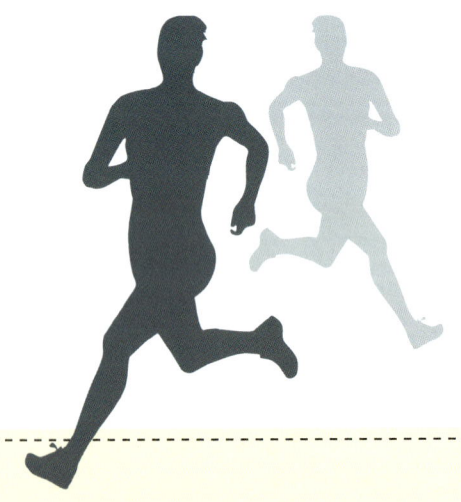

달리기나 점프처럼 직선운동을 할 때에는
발가락의 힘으로 순발력과 추진력을 얻게 된다.

■ 회전운동

회전운동은 권투, 야구, 탁구, 골프 등 방망이를 휘두르거나 공을 던지는 동작을 할 때 몸의 회전으로 힘을 내는 운동을 의미한다. 권투를 할 때 펀치를 뻗는 동작과, 야구나 골프 스윙에서 마지막 동작, 그리고 유도등을 할 때 몸을 중심으로 업어치기를 할 때 마지막 동작은 모두 같다. 엄지발가락으로 바닥을 힘껏 딛는 것이다. (스윙 마지막 동작) 순발력과 회전력이 극대화되는 부위는 '엄지발가락'이다.

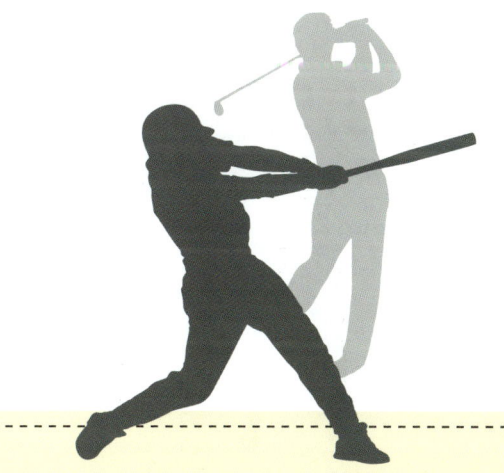

야구, 골프, 권투, 유도 등 회전을 통해 힘을 발휘하는 모든 동작은 엄지발가락으로 땅을 힘차게 지탱하는 것이다.

발가락의 정체

■ 근력운동

근력은 근육의 발달에 가장 큰 영향을 받지만 '중심'에도 영향을 받는다. 부력이 발생하는 물속에서 역기를 드는 것이 더 힘든 이유는 몸에도 부력이 발생하면서 중심을 잡는 것이 어려워지기 때문이다. 양 발로 몸을 견고하게 중심을 잡아 줄 때 최대 근력을 발휘할 수 있게 된다.

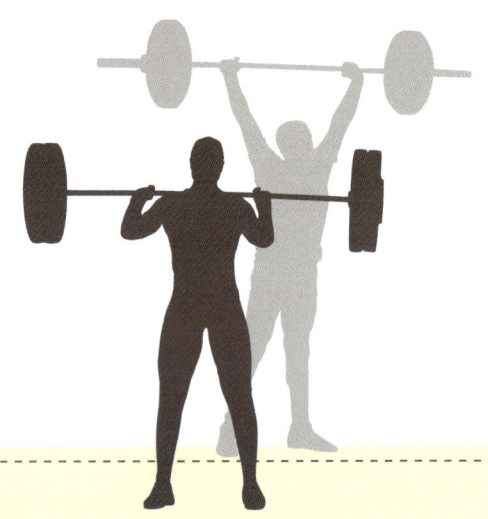

최대 근력은 근육이 바로 자리를 잡았을 때 생겨난다. 발가락은 근육을 바로잡는 최초의 기준점이 된다.

라) 펌핑작용

소위 사람들이 발을 가리켜 '제2의 심장'이라고 부른다. 하지만 '제2의 심장'의 역할을 하는 것은 '발가락'이다. 그 이유를 알기 위해서는 우리의 몸에 대해 살펴볼 필요가 있다. 우리의 몸은 물의 순환으로 유지가 된다. 대표적인 '물'의 종류로는 역시 '혈액'이 있다. 혈액은 심장의 펌프질을 통해 온 몸으로 뿌려진다. 온 몸을 돌면서 산소와 영양소를 공급하고 다시 심장으로 돌아오게 된다. 온 몸을 돌아오기 때문에 '혈액순환'이라고 부른다. 심장의 위치는 왼쪽 가슴부위이다. 우리 몸 전체로 놓고 보면 중심보다 위에 위치하는 셈이다.

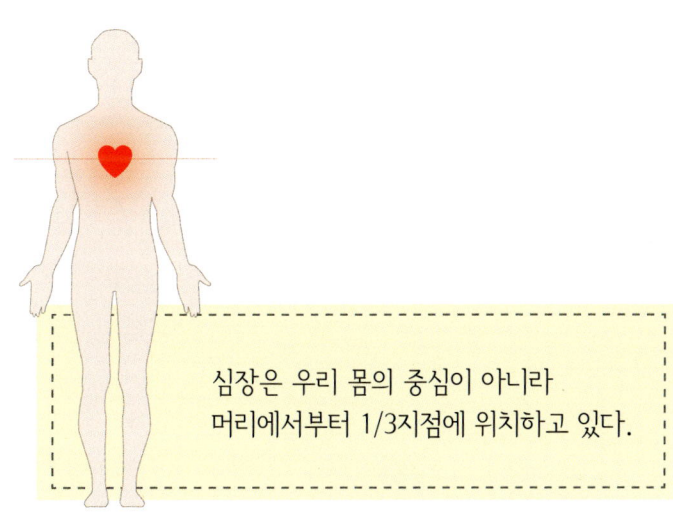

심장은 우리 몸의 중심이 아니라 머리에서부터 1/3지점에 위치하고 있다.

발가락의 정체

심장보다 위로 혈액을 보내기 위해서는 중력을 역행해야하기 때문에 심장은 우리 몸의 중심이 아니라 머리에 더 가까이 위치하는 것이다. 발 끝 까지 내려가는 혈액은 중력의 도움을 받아 보다 쉽게 내려갈 수 있기 때문이다.

문제는 발 끝 까지 내려간 혈액이 다시 심장으로 올라올 때이다. 긴 거리를 중력을 역행해서 올라와야 하는 것이다. 이 때 중간 정류장에서 펌프질을 통해 심장까지 다시 돌아갈 동력을 얻어야 한다. 이 펌프질을 발가락에서 해주는 것이다.

발가락을 꼼지락대고, 걸으며 바닥을 움켜쥐는 과정에서 발가락은 수축과 이완작용을 한다. 그 모든 움직임이 혈액을 다시 심장으로 올려주는 펌프질인 것이다. 때문에 발가락은 항상 유연해야하는 것이다. 굳어있어도 안되고, 굽어있어도 안 된다. 발가락이 펌프질을 멈추면 혈액의 긴 여행을 심장의 펌프질에만 의존해야하는 것이다. 다시말해 살아있는 발가락이 되어야 하며 딱딱하고 아픈 발가락이 되었을때 심장이 힘들고 지치게 된다.

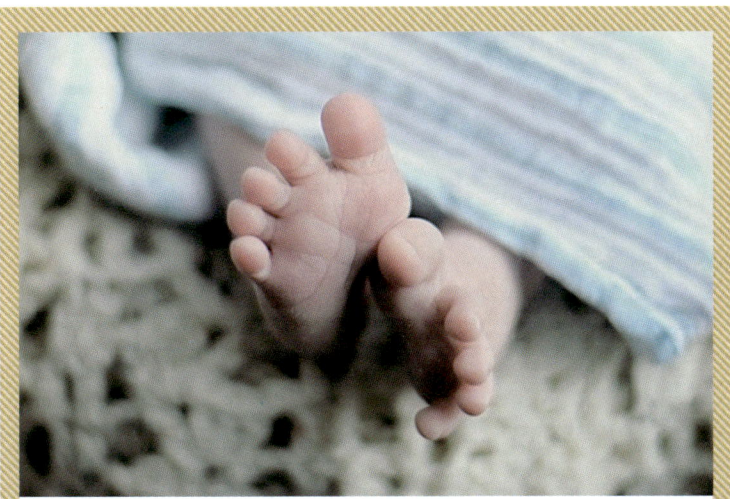

　아기들의 생명력은 때론 놀라울 때가 있다. 척박한 환경에서도 아기들은 기적과 같은 생명력으로 살아나는 경우가 많고, 그렇기 때문에 메디컬드라마나 만화에서 아기들의 생명력을 소재로 삼는 경우도 많다. 왜 그럴까?

　아기의 발을 보면 쉬지 않고 발가락을 꼼지락댄다. 쉴 새 없이 혈액을 돌리는 것이다. 반면에 어른들의 발가락은 움직이지 않는다. 심지어 나이를 먹을수록 감각이 둔해지며 가려움도 잘 느끼지 못하는 경우도 있다. 강인한 생명력을 유지하기 위해서는 발가락을 늘 유연하게 관리해야한다. 발가락을 유연하게 관리하는 가장 좋은 방법은 발가락 사이를 벌려주는 것이다.

발가락의 정체

마) 발 반사구

발 반사요법은 인류의 역사와 함께 한 가장 오래된 의료법 중 하나이다. 구술로 내려오는 전설이나 설화 같은 민간요법이 아니라 기록으로 남아 있을 정도로 전문적이고 실재(實在)적인 치료요법인 것이다. 중국에서는 약 5천여년 전부터 발반사요법을 사용한 기록이 있는데, 중국에서 가장 유명하고 널리 알려진 의학서적 '황제내경'에서도 관지법(觀趾法 : 발을 보는 법)에 대한 설명이 기술되어 있다. 고대 이집트 사카라에 있는 앙크마호(의사)의 무덤에서 발견된 벽화에서 사람들이 손과 발을 지압함으로써 서로를 치료하는 모습을 담고 있다.

서양에서도 발 반사요법(reflexology)에 대한 연구가 다수 진행이 되었는데, 가장 유명한 사례는 미국의 내과의사 윌리엄 피츠제럴드(William Fitzerld)에 의해서였다. 그는 일정한 신체 부위가 발의 특정 부위에서 신경반사가 일어난다는 것을 경험과 임상을 통해 발표, 'Reflex Zone Theraphy'라는 이론을 확립하여 세계의학인에게 발 반사요법에 대한 관심을 높여주었다. 인체에 가상의 수직선을 이용하여 신체를 머리에서 몸체. 손. 발까지 몸을 세로로 중앙선으로, 좌우로 열등분하고, 좌우로 평행하는 선을 사용하여 열개의 구역으로 나누어 구분하였다. 피츠제럴드는 이러한 신체 반사구를 현대의학에 접목시켜 발의 치료요법을 이론화 하였다. 그 이후로도 1919년 미국의 의사 라일리(Riley)는 발의 신경반사 이론(joseph shelby riley zone therapy simplified)을 발표하였고, 1975년에는 독일의 의학자 한네 마가렛드(Hanne Maquarde)가 '발의 상응부위'라는 책을 내며 독일에서도 발 반사요법에 대한 연구가 활발해졌다.

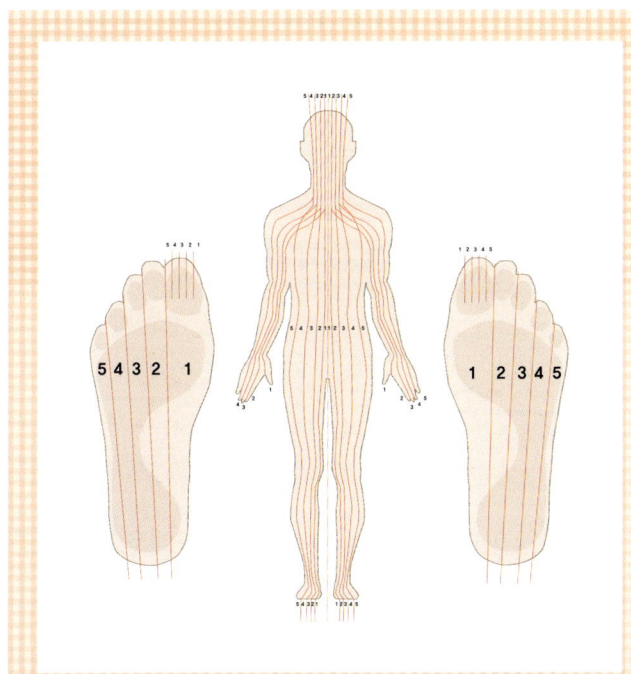

미국의 내과의사 피츠제럴드는 인체를 10개 구역으로 나누어 발과의 반사점을 설명했다.

발가락의 정체

동의보감에서도 족부에 대한 설명이 나타나있다.

> "
> 손발이 찬 증상을 한궐(寒厥)이라 하고
> 발이 뜨거운 증상을 열궐(熱厥)이라 한다.
> '궐(厥)'이라는 말이 원래
> '기(氣)'가 위로 치솟아 올라가는 것'을 뜻하므로
> 둘 모두 다리에서부터 시작함을 알 수 있다.
>
> - 동의보감 외형편 중-
> "

방대한 양의 동의보감 중 발이 차지하는 양은 매우 적지만 인체와 발의 상관관계를 매우 잘 설명하고 있는 부분이다. 발은 인체의 기가 출발하는 지점이다. 아래서 위로 기가 올라온다는 설명을 '궐(厥)'이라는 단어를 들어 설명하는 것이다. 발을 보고, 만지는 것으로 인체 전체의 기의 흐름을 조절할 수 있게 되는 것이다.

현대의 발 반사요법이 우리나라에 소개된 것은 1984년, 미국과 일본의 잡지에 실린 발반사요법(발건강학)을 일간지에 소개하면서 부터이다. 현재는 다수의 재활의학과와 족부변형 클리닉 등에서 전문적인 발 치료 클리닉도 생겨나고 있는 추세이다.

　이토록 많은 연구가 전 세계적으로 진행됨에도 불구하고 아직 발 반사요법은 하나의 대체의학에 불과하다. 때문에 '치료'나 '진단'이라는 개념이라기보다는 '관리'와 '대안'의 개념으로 접근을 하는 것이 옳다고 볼 수 있다. 하지만 전문적으로 발과 발가락 교정을 받은 사람들의 경험을 토대로 볼 때 아직 우리의 발에 대한 연구는 많이 부족하다는 것을 알 수 있다. 이 책이 많은 전문가들에게 발과 발가락에 대한 연구의 실마리가 될 수 있기를 바란다.

* 참고자료: EBS 다큐 '신발'편
　　　　　　동의보감

3

소통의 통로, 발가락

소통의 통로,
발가락

1. 우리 몸과 나의 소통

1) 질병은 한 순간에 나타나지 않는다.

1931년 미국의 트래블러스 보험사에서 근무를 하던 허버트 윌리엄 하인리히(Herbert William Heinrich)라는 사람은 대형사고가 발생하기 전에는 반드시 그와 관련된 수많은 경미한 사고와 징후들이 반드시 존재한다는 것을 밝힌 '산업재해 예방:과학적 접근'이라는 책을 냈다. 업무 성격 상 수많은 사고 통계를 접할 수 밖에 없던 하인리히는 하나의 큰 사고가 발생하기 전에는 같은 이유로 작은 사고가 29건, 같은 이유로 사고가 날 뻔한 징후가 300건이 발생한다는 것이다. 1:29:300이라고 명명된 '하인리히의 법칙'은 단순 통계자료를 넘어 300건의 작은 징후를 통해 한 건의 대형사고를 막아내야 한다는 위기관리의 대표적인 자료로 사용되고 있다.

모든 결과에는 원인이 있고, 과정이 있다. 우리 몸에 나타나는 현상들은 수많은 과정이 켜켜이 쌓인 결과이다. 질병은 한 순간에 나타나지 않는다. 하루에 몇 걸음이나 걷는지, 책상에 앉아 있는 시간은 얼마나 되는지, 하루에 어떤 식단을 몇 끼나 먹는지, 수면 시간은 충분한지, 상사에게 욕먹는 횟수는 어떻게 되는지, 그리고 그 스트레스를 풀어내는 방식은 어떤지. 모든 사람은 다른 시간을 살아간다. 그리고 그 다른 시간의 과정은 다른 결과를 만들어낸다. 문제는 사람의 체형과 체질이 다른 만큼 같은 활동이 누군가에겐 긍정적 요인으로, 다른 누군가에겐 부정적 요인으로 나타날 수 있다는 것이다. 예를 들어 누군가는 매운 음식으로 스트레스를 푸는 반면, 누군가는 매운 음식으로 스트레스를 받게 된다. 한 사람이 살아가는 현상들을 원인으로 삼아서는 앞으로 그 사람에게 나타날 결과를 알기가 쉽지 않다.

그럼에도 불구하고 우리는 징후를 발견해야 한다. 건강은 한 번 망가지면 되찾기가 너무도 어렵다. 큰 질병이 발병하기 전에 우리의 몸에 대해 진지하게 들여다보고 관리해야한다. 우리 몸 또한 하나의 큰 질병이 발생하기 전에 수많은 징후를 나타내기 때문이 우리 몸을 잘 들여다보면 우리 몸의 변화를 알아챌 수 있게 된다.

2) 우리의 몸은 소통을 원한다.

바야흐로 21세기는 소통의 시대이다. 스마트폰의 발달로 수많은 소통의 매체가 생겨나고 있다. 지구 반대편에 있는 친구와 얼굴을 보며 통화를 할 수 있고, 얼굴 한 번 본적 없는 외국인과 친구가 되기도 한다. 정부와 기업들도 수많은 SNS 페이지를 운영하며 대중과 소통하기에 힘쓴다. 소통이 되지 않는 조직은 도태될 수밖에 없는 세상이 되었다. 이제는 말을 잘 하는 사람보다 잘 들어주고 적절한 반응을 보여주는 사람에게 더 큰 매력을 느끼는 시대가 되었다. 아

소통의 통로, 발가락

무리 호의적이라 하더라도 받는 사람의 상황에 맞는 말과 선물이 감동이 되는 것이다.

이토록 놀라운 매체의 발달에도 불구하고 소통이 되지 않는 것이 있다. 바로 우리의 몸이다. 타인과는 놀랍도록 능수능란하게 소통을 하면서 우리의 몸과는 소통을 하지 못하고 있으니 참으로 아이러니한 일이다.

우리의 몸은 우리와 소통하기를 원한다. 우리 몸에 대한 변화를 수시로 알려준다. 마치 한 번의 큰 사고를 예방하기 위해 300번이나 우리 몸을 통해 부르짖는 것처럼 말이다. 이제는 우리 몸이 보내는 신호를 알아야 한다. 우리 몸이 보내는 메시지를 전문용어로 '반사요법'이라고 한다.

3) 발은 우리 몸과 소통할 수 있게 해주는 스마트폰

검색창에 '반사요법'을 검색하면 '마사지나 지압술 또는 열자극을 가함으로써 건강을 증진시킨다는 이론을 바탕으로 한 요법'이라고 정의되어 있다. 반사점을 자극함으로써 반사점에 해당하는 장기에 자극을 주는 요법으로 흔히 알려진 반사요법은 손, 발, 홍채, 귀 반사요법 등이 있다. 우리 몸은 신체의 각 부위를 통해 우리와 '소통'하고 싶어 하는 것이다. 반사구는 우리 몸이 보내는 신호를 보여주는 하나의 미디어인 것이다. 스마트폰을 들고 있더라도 문자나 메시지를 확인하는 방법을 알아야 하듯, 반사구도 읽는 법을 알아야 우리가 반응할 수 있다.

인체 각 부위의 신호를 보여주는 반사구는 우리 몸에 여러 군데 있지만 우리가 발을 주목해보아야 하는 이유는 따로 있다. 그 이유는 발은 인체의 98%를 지지하고 움직이는 인체의 기본부위이기 때문이다. 직립보행을 하는 인체는 척추를 중심으로 모든 체중이 두 발에 집중된다. 발의 변형은 걸음걸이의 변형을 의미하고, 발의 변형은 인체 중심의 변형을 의미하며, 발의 변형은 우리 몸의 변형을 의미한다. 인체는 일상생활 중에 중력을 이용하여 우리 발에 끊임없이 신호를 직접적으로 보내고 있는 것이다. 그렇기 때문에 그 어떤 반사구보다도 더 직접적이고 정확하게 우리 몸을 반영하게 되는 것이다.

이제는 오랜 시간 잊어온 우리 몸과의 소통법을 다시 찾아야 할 때이다. 발은 우리 몸을 진단하지 않는다. 다만 신호를 줄 뿐이다. 발을 보고 '암에 걸렸다.'라든지 '척추협착증이 있다'든지 하는 등의 진단을 내리는 것은 옳지 않다. 정확한 진단은 의사만이 내릴 수 있기 때문이다. 다만 발은 우리 몸의 변화를 알려준다. 네 번째 발가락이 굽어있는 걸로 보아 '귀 쪽에 안 좋은 영향이 지속적으로 가해지고 있을 수 있겠군요. 귀에 보다 신경을 써야겠어요.' 정도인 것이다. 하지만 이 정도 수준이면 어떠한가? 현대의 의학기술은 이미 조기에 발견만 하면 암도 치료할 수 있는 시대인 것을. 안 좋은 영향을 받

소통의 통로, 발가락

고 있는 부위만 알면 '조기발견'이 가능해 질 수 있지 않겠는가? 우리 몸과의 소통은 질병을 진단하는 것이 아니라, 조기발견 할 수 있도록 도와주는 매개체인 것이다.

※ 이 외 자신의 건강을 점검할 수 있는 방법

■ 염증수치 자가 진단표

1) 체중이 많이 나간다
2) 손톱이 잘 부러지고, 머릿결에 윤기가 없다
3) 소화가 잘 안되고 변비가 있다
4) 자고 일어나도 몸이 무겁다
5) 집중력이 많이 떨어졌다
6) 기력이 없다
7) 머리가 아프고, 늘 피곤하다
8) 피부가 건조하고 푸석푸석하다
9) 비염이나 천식 등 알레르기 질환을 가지고 있다
10) 치주병 등 잇몸 질환이 있다

* 이 중 5개 이상 해당되면 건강이상을 의심

■ 림프 건강 자가 진단표

1) 아침저녁으로 몸이 많이 붓는다

2) 턱살이 많아지고, 처진 듯한 느낌이 든다

3) 물만 먹어도 살이 찌고, 운동을 해도 쉽게 빠지지 않는다

4) 피부 염증이 자주 생긴다

5) 감기에 자주 걸린다

6) 푹 쉬어도 피로함을 느낀다

7) 사우나를 하거나 운동을 한 후에 오히려 더 붓는 느낌이 든다

8) 안색이 좋지 않다는 말을 자주 듣는다

9) 셀룰라이트가 많다

10) 팔다리가 자주 쑤시고, 만졌을 때 열감이 느껴진다

* 이 중 4개 이상 해당되면 림프 건강 의심

소통의 통로, 발가락

■ 빈혈 자가 진단표

1) 현기증이나 어지러움이 자주 발생한다.
2) 평상시에도 얼굴색이 창백하거나 누렇게 된다.
3) 많이 자도 몸의 피로가 풀리지 않는다.
4) 아침에 일어나는 것이 너무나도 힘들다.
5) 두통이 생기거나 머리가 지끈지끈 아픈 경우가 있다.
6) 일상 생활 중에도 몸이 나른하며 힘이 나지 않는다.
7) 손톱이 잘 깨지거나 뜯긴다.
8) 식욕이 없으며 막상 음식을 먹어도 잘 먹지 못한다.
9) 집중하기 힘들어서 공부나 일을 하지 못한다.
10) 입 주변에 염증이 자주 생긴다.

※ 이 중 4~5개 이상 해당되면 빈혈 의심

2. 나와 타인의 소통

> 저녁 잡수시던 자리에서 일어나 겉옷을 벗고 수건을 가져다가 허리에 두르시고 이에 대야에 물을 떠서 제자들의 발을 씻으시고 그 두르신 수건으로 닦기를 시작하여 시몬 베드로에게 이르시니 베드로가 이르되 주여 주께서 내 발을 씻으시나이까 예수께서 대답하여 이르시되 내가 하는 것을 네가 지금은 알지 못하나 이 후에는 알리라 베드로가 이르되 내 발을 절대로 씻지 못하시리이다. 예수께서 대답하시되 내가 너를 씻어주지 아니하면 네가 나와 상관이 없느니라.

발가락산업의 중심에는 발반사구가 있다. 발가락교정기가 되었든, 기능성 깔창이 되었든 중심은 발인 것이다. 제품을 판매하기 전에 신발과 양말을 벗고 고객의 발을 잡는다. 고객은 처음에는 부끄러워하기도 하고, 민망해하기도 하지만 이내 익숙해지고 신기한 발가락의 세계에 몰입하게 된다. 발은 매우 특수한 부위이다. 가장 하찮아 보이면서 가장 부끄럽기도 하다. 남의 발을 만지는 것이 스스

소통의 통로, 발가락

로 낮아지는 것 같은데 내 발을 내놓는 것 또한 낮아지는 기분이 든다. 하지만 내 발이 되었든 상대의 발이 되었든 발을 공유하면서 사람들은 정서적으로 공유를 할 수 있게 된다.

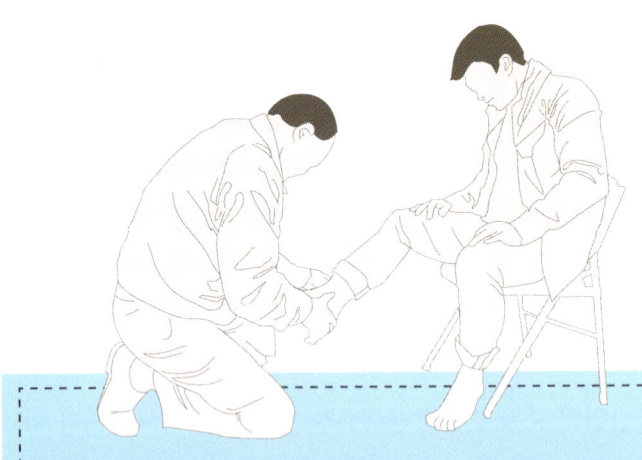

다른 사람의 발을 잡기 위해서는 반드시
나의 자세가 낮아져야 한다.
남의 발을 잡는 것은 겸손의 자세인 것이다.

1) 타인의 발을 잡는 행위 – 스스로를 낮추는 의미

성경을 보면 예수님이 제자들의 발을 씻어주는 장면이 나온다. 세족식이다. 성경적으로는 전지전능한 하나님이 인간의 더러운 죄(원죄)를 씻어주는 의미이지만 성경적 해석을 둘째친다 하더라도 스승이 제자의 발을 씻어주는 것이다. 예수를 인간적인 면으로 보더라도 매력적인 스승으로 느끼게 하는 대목이다.

스스로 자신을 낮추는 사람을 싫어하는 사람은 없다. 먼저 머리를 조아리고, 상대를 높이는 사람은 언제나 높임을 받게 된다. 상대의 발은 잡는 행위는 상대의 발 보다 더 낮아지겠다는 의미이다. 상대의 가장 낮고 하찮은 부분을 내 두 손으로 높이겠다는 의미이다. 무릎을 꿇지 않으면 상대의 발을 잡을 수 없고, 머리를 조아리지 않으면 발을 볼 수 없다. 머리를 조아리는 과정에서 스스로 겸손하게 되고, 상대에게는 더욱 높임을 받을 수 있게 되는 것이다.

겸손의 가장 좋은 점은 소통이 된다는 점이다. 교만한 사람은 누구에게나 미움을 받게 된다. 겸손한 사람은 이야기 하는 것 보다 이야기 듣는 것에 힘쓴다. '나' 보다는 '당신'에 초점이 맞춰져있고, 당신의 이야기에 공감한다. 겸손은 작은 것에서부터 시작하는 것이다. 먼저 상대에게 먼저 감사의 인사를 하거나 나의 부족한 점을 넌지시 먼저 드러내거나 하는 등의 행동이 나의 겸손함을 상대에게 전

소통의 통로, 발가락

달하고 상대의 마음을 열며 소통이 가능하게 만들어지고 서로간의 신뢰를 쌓는 과정으로 이어간다. 누군가의 발은 잡는다는 것은 서로 간의 소통을 만들어가는 가장 확실한 방법이다.

2) 내 발을 내어주는 행위 – 나의 가장 낮고 못난 부분을 공개한다는 의미

예수님이 제자들의 발을 씻어주려 하자 예수님의 수제자인 베드로는 깜짝 놀라며 "내 발을 절대로 씻지 못하시리이다."라며 거절한다. 발냄새가 부끄러웠던걸까? 스승이 자신 앞에서 머리를 조아리는 것을 참지 못한것일까? 그 정확한 이유는 알 수 없지만 베드로의 머릿속에는 오만가지 생각이 들었을 것이다. 그러나 베드로의 결정은 예수님에게 발을 맡기지 못한다는 것이었다.

베드로가 아니더라도 발을 타인에게 보이고 내놓는다는 것은 매우 어려운 일이다. 발은 자신을 지키는 가장 기본적인 부위이다. 약육강식의 세계에서 발은 자신보다 강한 상대를 피해 자신을 지킬 수 있게 도와주는 이동기구이며 상대를 가장 강하게 공격할 수 있게 도와주는 공격무기인 것이다. 발을 타인에게 내어주는 것은 자연상태에서 나의 안전을 상대에게 맡기는 것이고 온전한 신뢰를 의미하기도 하는 것이다. 마치 유럽의 중세시대에 칼이 없다는 것을 보여주고, 미국의 서부개척시대에 내 손에 총이 들어있지 않다는 것을 확인시켜주기 위해 맨 손을 내밀어보이며 악수를 청하는 것과 같은 행동인 것이다. 어쩌면 그 이상으로 나의 모든 것을 맡기는 행동이 타인에게 발을 맡기는 행동인 것이다.

그렇다면 나의 약점을 타인에게 모이면 어떤 현상이 나타날까? 굴욕적이고 위협감을 느끼게 될까? 아니다. 오히려 심리적 안정감이 들게 된다. 상대가 칼이나 무기를 들고 내 발을 만지는 것이 아니기 때문이다. 상대 또한 맨 손으로 발을 잡음으로써 서로의 체온이 오가고 그 사이에서 교감이 형성된다. 나의 가장 약한 곳을 공유함으로 인해 다른 부분까지 공유할 수 있게 되는 것이다. 살아가면서 나의 약점을 스스로 말할 수 있는 사람들이 어떤 사람들인지 생각해보자. 어머니, 배우자, 형제, 가장 친한 친구들, 늘 함께하는 동료정도이지 않은가? 약점의 공개가 나에게 독 묻은 화살로 돌아오지 않을 것이라 믿을 수 있는 사람들이다.

3) 누구나 가지고 있는 부위 - 공감대 형성의 장

처음 만나는 사람들끼리 쉽게 친해지는 방법이 있다. 바로 공감대를 찾는 것이다. 같은 곳으로 여행을 갔다든지, 좋아하는 TV 프로그

소통의 통로,
발가락

램이 같다든지 하면 처음만난 사람이라도 쉽게 친해질 수 있다. 공감대는 남들은 잘 모르는데 나는 알고 있는 마니아적인 요소를 함께 알고 있을 때 더욱 극대화된다. 그런 의미에서 볼 때 '발가락'은 우리의 대화를 유려하게 만들어주는 촉매제가 된다.

발가락은 누구나 가지고 있다. 사고로 발가락을 잃은 사람도 있겠지만 발가락은 누구나 가져본 것이고 가지고 있는 것이다. 더 긍정적인 요인은 지금까지 발가락에 대해 누구나 무관심해왔다는 사실이다. 소홀히 여겨온 발가락에 내 몸과 관련된 수많은 비밀이 있다는 사실을 알면 누구나 관심을 가질 수밖에 없다. 발가락에 관심이 있던 사람이라면 그 대화가 더 원활해지는 것은 굳이 말할 필요도 없을 정도로 당연하다.

3. 발가락을 보면 성격도 알 수 있다.

성격은 타고나기도 하지만 환경의 의해 변하기도 한다. 인간은 생활 속에서 다양한 자극을 받게 되는데 자극의 종류와 정도에 따라 생활 습관과 태도는 바뀌게 된다. 그런 경험이 쌓이면 성격도 바뀌게 되는 것이다. 자극은 다양한 요인이 있을 수 있다. 친구관계일수도 있고, 날씨의 요인일수도 있다. 재력에서 오는 차이가 있을 수도 있고, 외모에서 오는 차이가 있을 수도 있다. 그리고 평소에는 느끼지 못하는 자극이 오랜 시간 쌓여서 오는 차이도 있다.

앞서 언급했듯이 발가락은 인체에 많은 영향을 미친다. 발가락의 변형은 우리 몸에 지속적인 악영향을 미치게 되는데 발가락의 변형을 느끼지 못하듯, 우리 몸에 가하는 지속적인 자극도 느끼지 못한다. 하지만 분명 발가락의 변형은 우리의 성격에도 영향을 미친다. 때문에 발가락의 변형을 보면 그 사람의 성격을 알 수 있다. 발을 보고 사람의 성향을 파악할 수 있다면 그 사람을 상대하는 방법도 알 수 있기 때문에 보다 쉽게 소통을 할 수 있게 된다.

1) 평발 – 무기력증을 조심하라!

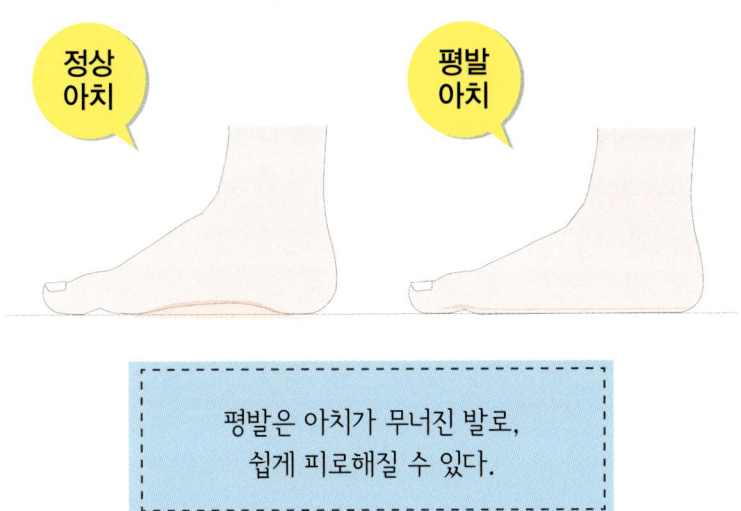

평발은 아치가 무너진 발로, 쉽게 피로해질 수 있다.

소통의 통로, 발가락

발에는 크게 두 개의 아치(곡선면)가 있다. 발의 아치는 활처럼 휘어져 걸음을 걷고 생활을 할 때 충격을 분산시켜주는 역할을 한다. 발의 아치가 무너져있는 발을 '평발(편평족)'이라고 한다. 평발을 가진 사람들은 '무기력증'을 조심해야한다. 그 이유는 크게 두 가지이다.

첫째는 발의 아치가 사라지면 발의 충격을 제대로 분산시켜주지 못하고, 따라서 제대로 제거해주지도 못하게 된다. 조금만 걸어도 쉽게 피로해지는 이유이다. 다른 이유는 반사구에 있다. 발의 아치 부분은 소화기를 담당하고 있는 자극점이 위치한다. 아치를 통해 걷는 동안에 직접적인 자극이 없어야 하는데 아치가 없다보니 소화기가 지속적으로 자극을 받게 되는 형상이 나타난다. 장기 또한 쉴 때는 쉬어줘야 하는데 지속적으로 장기를 압박하다보니 몸이 쉽게 피로해지는 것이다. 발과 몸이 쉽게 피로해지다보니 무기력증에 빠지기도 쉬워진다. 때문에 평발을 가지고 있는 사람들 중에는 비만으로 고생하는 사람이 많다. 쉽게 피곤해지다보니 걷는 양이 줄어들고 덜 걷다보니 체중이 늘어나며 발의 아치가 죽는 악순환이 계속되는 것이다.

2) 오목발(요족) – 우울증과 불면증을 주의하라!

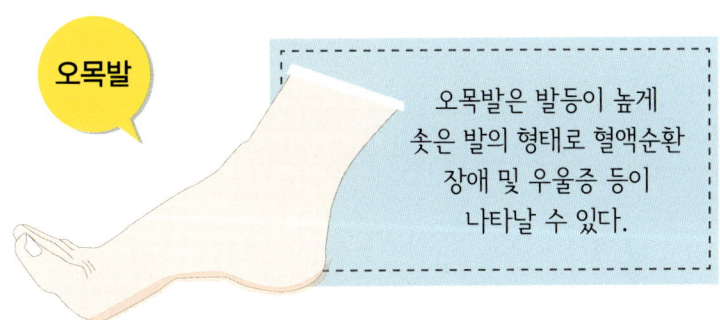

오목발

오목발은 발등이 높게 솟은 발의 형태로 혈액순환 장애 및 우울증 등이 나타날 수 있다.

자연상태에서 발가락은 사이가 벌어지고 쭉쭉 펼쳐져 있어야 한다. 발등에도 약간의 아치모양의 굴곡이 있어야 하지만 그 굴곡이 너무 심하면 문제가 된다. 발가락이 심하게 굽어있고, 발등이 심하게 솟아있는 발을 오목발(요족)이라고 한다. 오목발을 가진 사람들은 '우울증'과 '불면증'을 주의해야 한다.

오목발의 특징은 발가락이 심하게 굽어있다는 점이다. 본디 발가락이란 끝까지 펼쳐진 상태에서 걸을 때 마다 땅바닥을 움켜쥐며 펌프작용을 해줘야한다. 발가락이 굽으면 수축과 이완이 되지 않으면서 혈액순환이 원활하지 못하게 된다. 혈액순환이 원활하게 되지 않으면 심장을 비롯한 여러 가지 장기에 무리가 가게 된다. 체온을 적절하게 유지시켜주는 혈액이 장기를 따스하게 유지시켜주지 못하면 우리가 느끼지 못하는 사이에 신경이 예민하게 된다. 이런 상태가 유지되면 우울증과 불면증으로 이어질 수 있는 것이다.

4

올바른 발가락 관리법

올바른 발가락 관리법

1. 건강한 발은 어떤 발인가?

이제 발가락이 중요하다는 말은 더 이상 하지 않더라도 알 수 있다. 이제 더 중요시해야 하는 것은 발가락이 왜(Why) 변형되었느냐? 얼마나 변형되었느냐? 가 아니라, 어떻게 관리하느냐이다. 발가락을 올바르게 관리하기 위해서는 올바른 발과 발가락이 어떤 상태를 유지하는지 알아야 한다. 다양한 발관리법 및 발마사지법이 시중에 있지만 모든 족부관리법이 향하는 방향(건강한 발의 요건)은 다음과 같다.

1) 5가지 증상과 현상이 없어야 한다. (5무)

- 통증

어떠한 이유가 되었든 발과 발가락의 통증은 옳지 못한 상태를 의미한다. 발가락이 변형되었거나 강한 충격을 받았거나, 또는 그 원인을 모르는 상태라 하더라도 강한 통증이 나타난다면 발에 변형이 있는 것이다. 발은 매우 섬세한 기관이다. 앞서 설명했듯 발에는 수많은 신경과 모세혈관, 림프관이 집결되어있다. 발의 통증은 발에서 끝나는 것이 아니다. 발에 작은 가시가 박혀 통증이 나타나더라도 걸음걸이에 직접적으로 문제가 생기고 올바르게 걷지 못하는 경험이 있을 것이다. 발에 나타나는 모든 통증은 우리의 걸음걸이를 무너뜨리고, 올바른 도보법을 방해하게 된다. 작은 통증이 우리의 몸 전체를 무너뜨릴 수 있는 것이다.

통증은 우리몸에 아픔을 암시해주는 것이다.

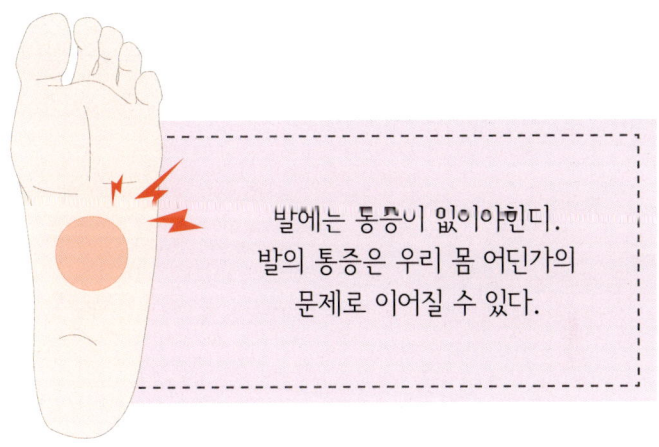

발에는 통증이 없어야한다.
발의 통증은 우리 몸 어딘가의
문제로 이어질 수 있다.

■ 굳은살과 티눈

굳은살과 티눈은 체형변형의 가장 직접적인 증거이다. 굳은살이나 티눈은 체중이 발의 한 쪽에 쏠리면서 나타나는 현상이다. 체중이 한 쪽으로 쏠린다는 것은 체중 분산과 제거가 잘 이뤄지지 않는

올바른 발가락 관리법

다는 것과 같은 의미이다. 체중의 분산이 원활이 이뤄지지 않으면 인체의 불균형으로 이어지게 된다. 시중에 보면 굳은살을 제거하는 다양한 방법이 있다. 수분을 더해주는 크림을 바르거나, 따뜻한 물에 굳은살을 불려서 면도칼 등으로 제거하기도 한다. 하지만 이러한 방식들은 사실 올바르지 못한 방식이다. 체중의 분산을 원활하게 해주기만 하면 굳은살은 자동으로 제거된다.

절대로 굳은살을 칼로 제거하면 인체의 그 부위를 도려내는 것으로 절대 해서는 안되는 것이다. 자연스럽게 스스로 굳은살(티눈)이 없어지도록 하여야 하는 것이다.

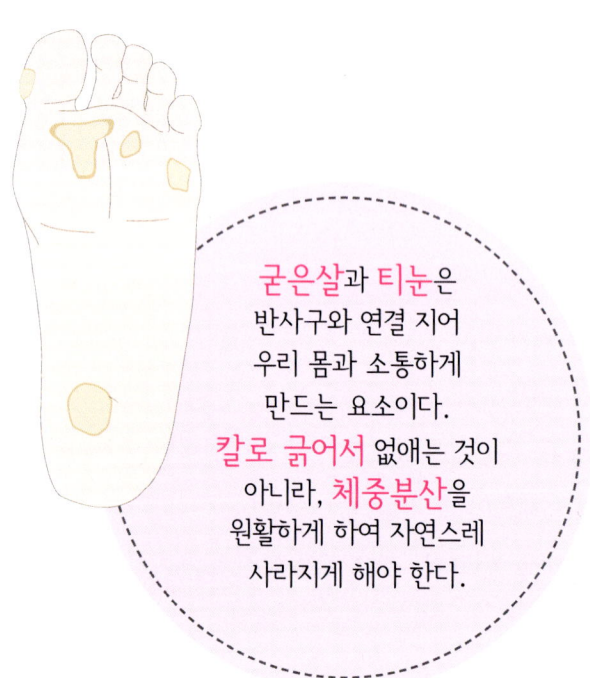

굳은살과 티눈은 반사구와 연결 지어 우리 몸과 소통하게 만드는 요소이다.
칼로 긁어서 없애는 것이 아니라, 체중분산을 원활하게 하여 자연스레 사라지게 해야 한다.

■ 변형

　지금 모든 글에서 발가락의 변형은 우리 몸에 악영향을 미친다고 말하고 있다. 지금 말하는 변형은 '휨, 굽음, 굳음' 등 한 눈에 보이는 뼈의 변형을 의미한다. 발가락은 어떠한 이유라도 변형이 되어서는 안된다. 발가락은 일(一)자로 쭉쭉 펼쳐져 있어야한다(단, 발 바닥에는 아치가 있어야 한다.) 5개의 발가락은 모두 굵기와 길이가 다르기에 서로 벌어져있어야만 각각의 발가락에 압박을 가하지 않게 된다. 발가락이 휘거나 굽으면 보행에 악영향을 미칠 뿐 아니라, 발 끝까지 이어져있는 신경과 모세혈관 등이 함께 굽고 휘기 때문에 신경질환, 혈액순환장애 등으로 이어질 수 있다.

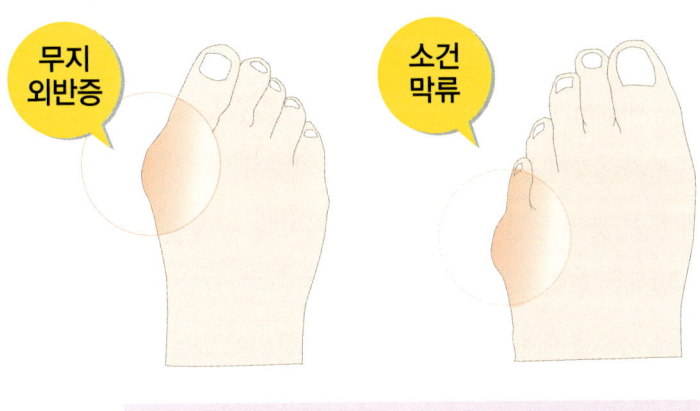

발가락의 변형은 인체의 변형을 의미한다.
발가락뼈를 바로 잡아 인체의
균형을 맞춰야 한다.

올바른 발가락 관리법

■ 부종

부종은 살이 찌는 것과는 그 의미가 다르다. 부종은 독소가 쌓이면서 나타나는 현상인데 일반적으로는 본인만 느낄 수 있고, 타인이 봐서는 알 수 없는 경우가 대부분이다. 타인이 보아서 부종임을 알 수 있는 정도라면 만성부종을 의심해봐야 한다. 이 경우는 매우 심각한 상황인데 이때는 '림프' 이상을 의심해봐야 한다.

우리 몸에서 독소는 다른 말로 '노폐물'이라고도 한다. 음식물을 통해 영양분을 섭취하면 음식은 위와 장을 거치며 에너지로 변환된다. 이 때 영양분은 혈관을 타고 이동하면서 혈액의 형태로 온 몸에 영양소를 공급한다. 반면 영양소를 뺀 나머지 찌꺼기는 노폐물의 형태로 남게 되는데 대부분 소장과 대장을 거치면서 '변'의 형태로 배출되게 된다. 변으로 배출되지 못한 독소와 노폐물은 '땀'과 '가스'의 형태로 배출되게 되는데, 그 배출구가 바로 림프인 것이다. 이 노폐물이 빠져나가지 못하고 쌓이면 몸에 지방이 쌓이듯 노폐물이 쌓이는데 몸이 붓는 듯한 느낌으로 남는 것이다. 운동을 해야 건강해진다는 말에는 혈액순환을 원활하고, 근력을 강화시키는 것 외에도 땀을 통해 독소를 배출시키는 효과까지 포함되어 있는 것이다.

수조에 많은 물을 담아놓고, 물고기를 키운다고 생각해보자. 제때 먹이를 주더라도, 물고기는 결국 죽게 된다. 물을 갈아주지 않는다면 말이다. 노폐물이 쌓여 물 안의 산소농도를 낮추기 때문이다. 우리 몸 또한 똑같은 원리이다. 혈액이 산소를 원활하게 공급해야 하는데 노폐물이 쌓이면 순환이 원활해지지 못하고, 독소만 쌓이게 되는 것이다. 마치 수조에 물고기 오물이 쌓이듯 말이다.

림프는 혈액처럼 '관'을 통해 이동하는 액체이다. 순환을 해야 하는데 펌프가 고장이 나면 림프가 자극을 받지 못하고 순환하지 못하게 된다. 우리 몸에 독소가 빠져나가지 못하고 쌓이는 것이다.

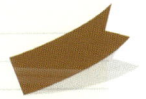

※ 셀룰라이트

일반적으로 셀룰라이트를 지방덩어리로 오해하는 경우가 있다. 셀룰라이트는 지방과 단백질, 물과 노폐물이 혼합되어 생기는 결정체이다. 일반 지방처럼 연소되지 않는 이유이다. 때문에 해결법도 명확하지 않다. 그래서 미리 관리를 해야 하는 것이다. 지방과 노폐물, 단백질이 결합하지 않도록 미리 관리하는 방법은 림프를 원활하게 순환시키는 것이다. 이는 부종 예방과도 일맥상통한다.

올바른 발가락 관리법

■ 냉(冷)증

혈액의 주요 기능 중 하나는 '체온유지'이다. 인간의 몸은 36.5℃를 유지해야한다. 체온이 떨어지는 것은 혈액순환이 원활하지 않다는 것을 의미한다. 그리고 또 다른 의미는 '면역력이 저하되고 있다.'는 것을 의미한다. '건강을 유지한다'는 말의 다른 말은 '체온을 유지한다'라고 표현할 수 있다.

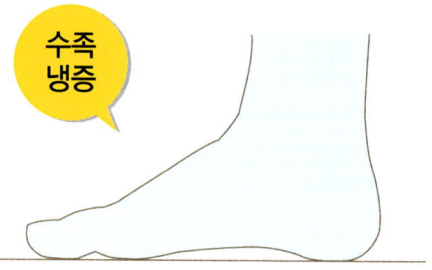

냉증은 혈액순환이 원활하지 못하면서 발생한다.
인간의 면역력과 생명력이 혈액순환을 기초로 한다고
볼 때 수족냉증은 매우 크고 직접적인 적신호인 것이다.

심지어 산악조난사고나 건물 붕괴 후 땅 속에 갇힌 사람들이 사망으로 이어진 경우 대부분의 시체가 몸을 심하게 웅크리고 있는 것을 볼 수 있다. 많은 경우 굶주림이나 상처보다 체온이 떨어지며 온 몸을 떨다가 저체온증으로 사망하기 때문이다. 체온을 유지하는 것은 생명력을 유지하는 것이다.

인간의 체온은 혈액에 의해 유지된다. 심장에서 출발한 혈액은 우리 몸 곳곳을 돌고 다시 심장으로 돌아가는데 그 여행의 끝은 우리 몸의 가장 끝부분까지 도달해야한다. 혈액순환이 원활하지 못하다는 말은 혈액이 끝까지 도달하지 못한다는 의미로도 해석할 수 있는데 우리 몸의 가장 끝 부분은 역시 손과 발이다. 혈액순환이 원활하지 못할 때 가장 먼저 티가 나는 부분이 손과 발인 이유이다. 때문에 머리 쪽의 체온과 손과 발 끝의 체온은 최고 6℃까지도 차이가 난다. 냉(冷)증의 가장 대표적인 부위가 수족냉증(手足冷症) 이유가 바로 이것이다. 수족냉증은 냉증을 볼 수 있는 시작점이지 문제의 끝이 아니다. 더 큰 문제는 장기의 냉증이다.

우리 몸의 장기는 오로지 혈액에 의해서 역할을 하게 된다. 장기에 혈액순환이 원활하지 못하면 장기는 스트레스를 생각보다 큰 스트레스를 받게 된다. 하지만 냉증이 나타나는 부위는 손과 발 이외에도 장기에도 나타난다. 우리 몸 내부의 온도는 많은 경우 36.5℃를 유지하지 못한다. 장기의 온도가 낮아지면 면역력 저하로 이어지고 다양한 질병으로 고생하게 되는 것이다. 체온유지는 건강유지의 핵심이다.

올바른 발가락 관리법

뿐만 아니라 체온유지는 곧 면역력 유지라 말할 수 있다. 체온이 1℃ 상승하면 면역력은 5배까지 상승한다고 한다. 하지만 체온을 올려주는 것은 생각처럼 쉽지 않다. 건강유지가 쉽지 않은 것과 마찬가지이다. 체온이 떨어지면서 발생하는 가장 큰 위험은 역시 '암세포'의 문제이다. 장기의 온도가 떨어지면 암세포가 활발히 활동할 수 있는 토대가 마련된다. 그런데 신기하게도 우리 몸에 암이 발생하지 않는 부위가 세군데 있다. 바로 소장, 비장, 심장이다. 이 세 곳의 공통점은 체온을 항상 39.8℃ 이상으로 유지하고 있다는 점이다. 우리의 체온이 올라가면 암세포도 마음껏 활동할 수 없게 된다. (최근에는 레토르트 음식의 대중화와, 생활환경의 변화 등으로 소장, 비장의 체온마저 떨어지면서 소장, 비장의 암이 출현을 하기도 한다.)

지속적으로 설명하지만 체온유지는 혈액순환이 유지되면 쉽게 유지할 수 있다. 그리고 혈액순환의 가장 중요한 키는 '발가락 관리'에 있다. 제2의 심장이 제 역할을 할 수만 있다면 우리 몸은 상상하는 것 이상의 변화를 느낄 수 있을 것이다. 여담이지만 과거에 결혼을 하고 나면 신랑을 거꾸로 매달아 북어로 발바닥을 때리던 풍습이 있었다. 그 이유는 신체를 거꾸로 매달아 혈액을 원활히 돌 수 있도록 도와 정신을 맑게 해준 후, 발바닥(특히 뒷부분)을 때려 생식기 부분을 자극해 정력을 더해주는 행위인 것이다. 빨리 2세를 출산하라는 격려의 풍습이지 않았을까 생각해본다.

2) 발가락 사이가 벌어져야 함

모든 생김새에는 그 본연의 의미가 있다. 특히 인간처럼 고도화된 생물이라면 그 생김새가 가지는 의미는 더욱 클 것이다. 그런 의미에서 발가락이라는 단어에서는 '가락'에 집중할 필요가 있다. 가락이라는 단어를 포털사이트에 검색해보면 '가늘고 길게 토막이 난 물건의 낱개'가는 의미를 가지고 있다. 발가락이 하나의 뭉텅이가 아니라 낱개로 나눠진 것에는 그 나름의 의미가 있다. 가락으로 구성된 발가락이 어떠한 역할을 하는지는 지난 2장에서 설명을 했으니 여기선 정상적 발가락에 대한 이야기로 바로 넘어가기로 하겠다.

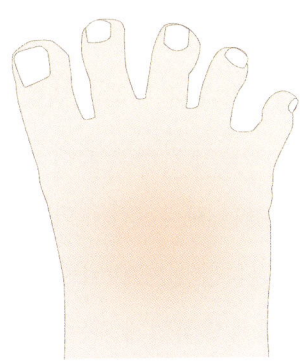

발가락 관리의 핵심은 발가락 사이를 벌리는 것이다.

올바른 발가락 관리법

함께 있는 5개의 발가락이 서로 나뉘어 있는 이유는 갈라져있어야 하기 때문이다. 보다 정확한 이유는 각기 독립된 발가락에 그 나름의 역할이 있기 때문이다. 독립된 발가락에는 수많은 모세혈관과 신경, 림프가 자리를 하면서 지속적으로 자극을 해줘야 하는 부위이다. 그리고 지속적으로 발가락을 '꼬물꼬물'거리면서 수축·이완 작용을 하는 부위이다. (수축·이완 작용의 다른 말은 펌핑작업이다.) 그런데 그 펌핑작업이 지속적으로 이뤄지기 위해서는 하나의 전제조건이 필요한데 발가락 하나하나가 독립적으로 위치해야 한다는 것이다. 즉, 발가락 사이가 벌어져있어야 한다.

3) 10개의 발가락이 모두 땅에 닿아야 함

앞선 2장에서 발가락의 역할에 대해 설명했다. 발가락은 사람의 움직임을 컨트롤 하고, 체중이 가하는 충격을 제거하기도 하며, 지압점을 통해 우리 몸 전체를 자극하기도 한다. 때문에 자극을 피해야하는 발바닥 부분은 아치를 통해 바닥에서 떠있게 되고, 강하게 지압해야 하는 부분은 땅에 닿아있게 되는 것이다. 그리고 5개의 발가락은 모두 땅을 힘차게 박차며 강한 자극을 줘야 하는 부위이다.

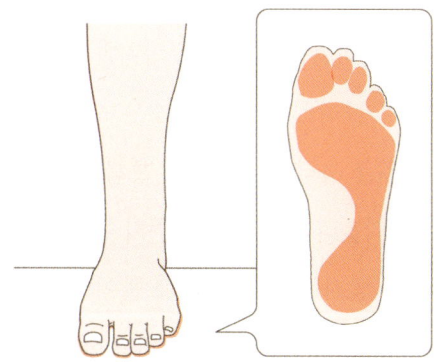

> 10개의 발가락이 모두 땅바닥에 붙어있어야 한다.
> 발바닥 쪽에서 보면 발가락이 4개 밖에 보이지 않는
> 경우가 예상외로 많다.

    발가락은 인체를 이동시키는 기본부위이다. 2지부터 5지는 땅을 움켜쥐며 추진력을 얻고, 엄지발가락은 체중을 반대발로 이동시킨다. 추진력을 얻을 때 어느 하나의 발가락이 땅바닥을 제대로 움켜쥐지 못하면 나머지 3개의 발가락이 더 많은 일을 해야 하는 상황이 발생된다. 과부하가 걸리게 되는 것이다.

    또한 해당 발가락에 해당하는 지압점에 자극이 가해지지 않기 때문에 해당 기관의 기능이 조금씩 약해질 수 있다. 예를 들어 엄지발

올바른 발가락 관리법

가락은 머리, 2지는 위, 3지는 눈, 4지는 귀, 5지는 신장·방광을 관장한다고 하는데, 무지외반증으로 인해 엄지발가락이 발 안쪽으로 휘어 들어오며 2지가 들려있는 사람의 경우 소화불량을 호소하는 경우가 많이 있다. 위를 자극해서 소화에 도움을 줘야하는데 두 번째 발가락이 위로 들려올라가며 자극을 주지 못하기 때문에 발생하는 현상이다. 10개의 발가락은 모두 땅에 붙어서 강하게 땅바닥을 움켜쥐며 인체를 이동하고 지압점을 자극해야 하는 것이다.

4) 유연하고 부드러워야 함

사람들이 가지고 있는 발에 대한 오해 중 하나는 발은 투박하고 무감각하다는 것이다. 하지만 발은 매우 예민하고 감각적이다. 가장 많은 통점이 자리 잡고 있으며, 조금만 간지럽혀도 크게 반응하는 부위이기도 하다. 그 이유는 기본적으로 발은 단련하는 부위가 아니기 때문이다.

발은 섬세하다. 그리고 2%의 발은 우리 몸 98%를 담고 있다. 장기가 쉬지 않고 일하듯 발 또한 쉬지 않고 일해야 한다. 앉아있는 동안에도 발가락은 꼼지락대야 온 몸에 있는 장기와 세포, 신경의 운동을 도울 수 있다. 때문에 발가락은 언제나 유연하고 부드러워야 한다. 분명 살아있는 발가락이 되어야 하는 것이다.

현대사회의 고도로 발달한 의료기술에도 불구하고 질병과 통증이 늘어가는 이유는 발가락이 굳어있기 때문이다. 생명력이 넘치는 어린아이의 발은 쉬지 않고 꼼지락댄다. 마치 톡 치면 부르르 떨리는 푸딩처럼 발가락이 유연하고 부드럽다. 반면에 나이를 먹은 할머니 할아버지의 발을 보면 발가락이 거의 움직이지 않는 것을 볼 수 있다. 양말을 벗고 앉아 있을 때, 발가락을 꼼지락대지 않는다. 오랜 시간 신발 속에서, 잘못된 자세로 인해… 그리고 평생을 우리 몸을 위해 수고하느라 이제는 지쳐버린 발가락이 굳어지면서 꼼지락대지 않는 것이다. 일생을 가장 은밀한 곳에 숨어서 우리 몸을 위해 온갖 수고를 다 한 발가락에게 이제는 우리가 선물을 줘야할 때이다. 발가락에 대한 가장 큰 선물은 바로 발가락을 올바르게 관리해주는 것이다.

올바른 발가락 관리법

2. 올바른 발가락 관리법

1) 발가락을 펼쳐야 한다.

발가락 관리의 기본원칙은 발가락을 펼쳐주는 것이다. 발가락을 제대로 펼쳐주기만 하면 굽었던 혈관과 신경, 림프의 통로가 펼쳐지게 된다. 하지만 대부분의 발가락은 볼이 좁은 신발 속에서 딱 달라붙어 발가락끼리 서로 강하게 압박한다. 딱 붙어있는 발가락은 이동 간의 충격을 온전히 제거하지 못할 뿐 아니라 발가락의 수축이완작용을 방해한다. 혈액, 신경, 림프 등 '물'이 지나가는 통로를 서로 압박해 순환을 방해하기도 한다. 발가락을 펼치기만 하더라도 물길이 펼쳐지며 순환에 큰 도움이 된다.

발가락을 펼치는 것은 물길을 여는 효과 뿐 아니라 체중분산을 원활하게 하는 효과도 있다. 생각해보자. 굳게 오므라든 발이 중심을 잘 잡을까? 아니면 쫙 펼쳐진 발이 중심을 잘 잡을까? 상식적으로 바닥과 맞닿는 부위의 표면면적이 넓을수록 중심을 잡기가 쉬울 것이다.

발가락을 펼치는 효과를 보는 것은 매우 쉽다. 잠자리에 들기 전에 발가락 사이사이에 휴지나 화장솜을 돌돌 말아서 낀 상태로 잠을 자 보라. 아침에 일어났을 때 혈액순환이 잘 된다는 것을 느낄 수 있다.

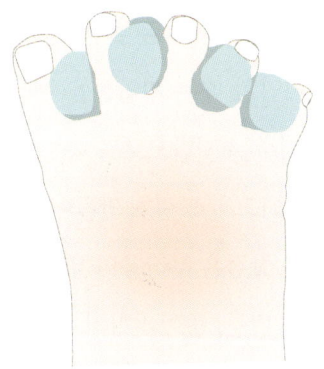

> 발가락은 벌려야한다. 강제로라도
> 발가락 사이를 벌려줘야 한다.

일상생활 속에서는 화장솜이나 휴지로 발가락을 벌려주는 것은 쉽지 않다. 땀으로 인해 젖을 수도 있고, 이동사이에 발가락 사이에서 빠질 수도 있기 때문이다. 그럴 땐 발가락교정기를 이용하면 쉽게 발가락 사이를 벌려줄 수 있다. 발가락교정기에 대한 설명은 잠시 후에 자세히 하도록 하겠다.

2) 발가락을 지압해야 한다.

발은 인체 전체를 담고 있는 보고(寶庫)이다. 발의 중요성은 아무리 설명해도 지나치지 않다. 발을 관리하는 좋은 방법은 수시로 지압

올바른 발가락 관리법

해주는 것이다. 발을 지압하는 것은 발을 관리하면서 몸 전반을 관리하는 것이다. 발을 지압할 때는 지압봉을 이용할 수도 있지만 손을 이용해 스스로 주물러주는 것만으로도 충분하다. 손을 이용해 발을 주물러주면 발을 유연하고 부드럽게 만들어준다.

발마사지의 가장 큰 장점은 부작용이 없다는 것이다. 손을 이용해 발끝에서부터 발바닥, 발등, 종아리까지 올라오는 순서로 발을 지압해주면 발의 건강 뿐 아니라 몸 전체에 마사지 효과를 얻을 수 있다. 손으로 마사지를 할 때에는 발가락 하나하나를 지압해주는 것이 좋으며 발끝 방향보다는 발끝에서 심장으로 올라가는 방향으로 지압해주는 것이 혈액순환에 더 큰 도움이 된다. 보다 자세한 마사지법은 뒤에서 다루도록 하겠다.

3) 발가락교정기를 착용한다.

요즘엔 '발가락교정기'라는 제품이 시중에 많이 판매하고 있다. 실리콘 소재를 기본으로 발가락 사이에 착용함으로써 발가락 사이를 벌려주고 변형된 발가락을 교정하는 제품이다. 다양한 디자인의 제품이 있지만 발가락교정기를 구매할 땐 세 가지 유의점이 있다.

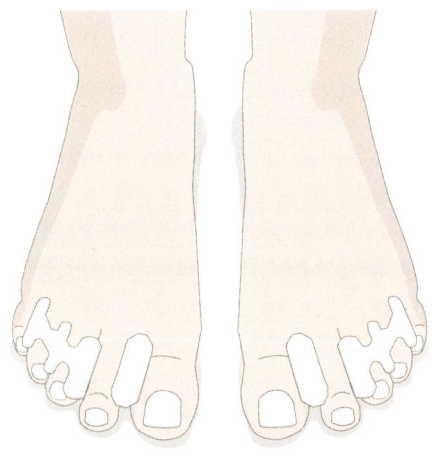

참좋은발가락교정기 착용 모습

첫째, 5개의 발가락을 모두 교정해야한다. 엄지발가락이나 엄지&새끼 발가락 만 교정을 하면 다른 발가락의 변형이 그대로 남거나 오히려 더 변형될 수 있다. 둘째, 바닥이 지지가 잘 되어야 한다. 발가락교정기는 발가락 사이를 펼쳐줄 뿐 아니라 발가락을 지압해주는 효과도 있어야한다. 지지가 되지 않는 발가락교정기는 효과가 반감된다. 셋째, 말랑말랑할수록 좋다. 앞서 발가락은 단련이 되지 않는 유연한 부위라고 언급했다. 때문에 조금만 딱딱한 물질이 발가락사이에 껴있으면 도보 시에 극심한 통증에 시달릴 수 있다. 발가락교정기를 착용하는데 발가락에 멍이 드는 사태가 나타날 수 있다.

올바른 발가락 관리법

매우 몰랑몰랑한 재질의 발가락교정기라 하더라도 발가락의 변형이 교정되면서 통증이 나타나게 된다. 지속적 착용이 더 중요하기 때문에 부드러운 재질의 발가락교정기를 구매하는 것이 좋다.

발가락교정기를 착용하면 굳이 운동을 하러 가거나 병원을 가지 않고도 일상생활 중에서 발가락을 교정할 수 있을 뿐 아니라, 지속적인 발마사지 효과를 얻을 수 있다.

4) 올바른 자세로 걸어야 한다.

발을 편하게 만들어주는 또 하나의 방법은 제대로 걸어주는 것이다. 올바른 자세로 걷는다는 것은 앞서 설명했듯 발 전체를 이용하여 걷는 것을 의미한다. 발뒤꿈치에서 시작해서 엄지발가락으로 끝나는 걸음을 걸어야 발에 충격을 남기지 않고 걸을 수 있다. 이 때 발꿈치, 발목, 발가락이라는 세 개의 도르래를 온전히 이용해야하는데 발꿈치와 발목 도르래는 대부분의 사람들이 잘 사용한다. 때문에 우리가 걸을 때 유의해야 할 점은 엄지발가락에 체중을 싣듯 걸어야한다는 것이다. 엄지발가락으로 걷는다는 느낌으로 걷기만 해도 충격을 제거하는데 큰 도움이 된다.

5) 올바른 신발을 신어야 한다.

발을 이야기하면서 신발을 빼놓을 수는 없다. 발은 신발의 보호 속에서 자신의 역할을 해나간다. 자신의 발에 잘 맞는 신발을 신으면 발을 보호하는 훌륭한 도구가 되지만 멋에만 치중하여 발의 모양과 맞지 않는 신발을 신으면 발의 변형을 가져오고, 올바른 걸음걸이를 망가뜨리는 결과를 초래하게 된다.

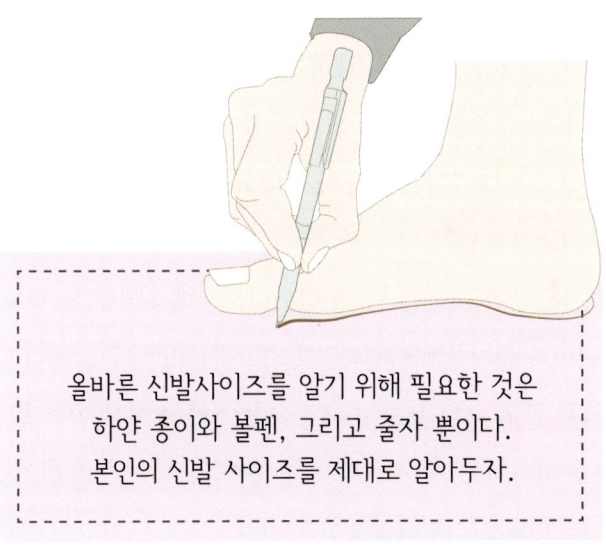

올바른 신발사이즈를 알기 위해 필요한 것은 하얀 종이와 볼펜, 그리고 줄자 뿐이다. 본인의 신발 사이즈를 제대로 알아두자.

그렇다면 올바른 신발이란 어떤 신발일까? 크게 사이즈와 생김새로 구분할 수 있다. 신발 사이즈는 크게 발의 길이와 폭, 두께로 나눌 수 있다. 백지에 발을 올려놓고 펜으로 발의 테두리를 따라 선을

올바른 발가락 관리법

긋는다. 그리고 발가락 끝과 발뒤꿈치 끝의 가장 먼 곳을 자로 재서 나온 길이(mm)가 자신의 발 사이즈이고, 발의 좌·우측의 가장 먼 곳의 직선길이가 발 볼의 길이이다. 발의 두께는 실로 발을 한 바퀴 두른 다음 그 실의 길이를 재면 되는데, 발의 높이가 높은 사람은 신발 사이즈가 조금 커져야 한다.

 사이즈가 안 맞는 신발을 신으면 어떤 문제가 생길까? 사이즈가 작은 신발을 신으면 발을 너무 압박하는 결과를 가져온다. 발을 압박하면 신발의 모양에 따라 발가락이 변형되며, 혈관과 신경, 림프를 너무 압박해서 순환을 방해하게 된다. 반대로 사이즈가 큰 신발을 신게 되면 걸음을 걸을 때 신발을 땅에 끌면서 걷게 된다. 뒤축을 끌면서 걸으면 발가락을 사용하지 않고 걷게 된다. 즉, 충격제거가 온전히 이뤄지지 않게 되는 것이다.

 신발은 도보에 도움을 줄 수 있어야하는데 사이즈는 잘 맞으며, 발 볼 넓이가 좁지 않아야한다. 그리고 뒷굽이 너무 높거나 낮지 않아야한다. 굽이 너무 높으면 체중이 발가락에 너무 쏠려 발가락의 변형으로 이어지고, 굽이 너무 낮은 플랫슈즈를 신으면 발가락을 효율적으로 사용하는데 어려움이 생긴다. 3~4cm정도의 굽이 있는 운동화나 구두가 발 관리에는 가장 적당한 신발이다. 3~4cm 높이의 굽은 10개의 발가락이 땅바닥을 박차며 걸어 나가는데 가장 적합한 도움을 준다.

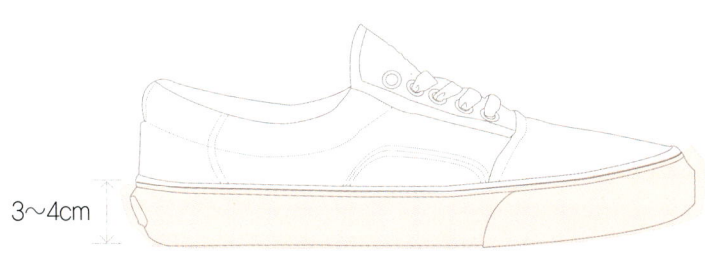

신발은 뒷굽이 3~4cm 높이가 있어 도보 시,
발가락을 사용할 수 있게 도와주는 신발이 좋다.

3. 발 마사지법

1) 혈액 순환의 원리

혈액은 혈관 속을 순환하면서 혈관계(vascular system)를 형성한다. 혈액이 신체를 순환한다는 개념은 17C 영국의 의사 윌리엄 하비(Dr.William harvey)에 의해 밝혀졌다. 우리 몸의 혈관은 나무뿌리 모양으로 무수히 뻗어 있는데, 이 혈관은 크게 동맥과 정맥, 모세혈관으로 나뉘어지고, 모세혈관을 따라 림프가 존재한다. 동맥은 산소와 영양분을 공급해주고, 정맥은 이산화탄소와 불필요한 노폐물을 날려주며, 모세혈관은 동맥이 운반한 산소와 영양물질을 신체의 구석구석에 있는 세포에 건네주는 역할을 한다. 마지막으로 림프는 노폐물과 이산화탄소를 정맥을 통하여 운반하는 역할을 한다.

영양소와 노폐물을 운반하는 혈액과 림프 등은 모두 물로 이루어져 있다. 혈액과 림프가 관을 통해 흘러가며 영양소를 공급하고, 독소와 노폐물을 체외로 배출시키는 것이다. 때문에 혈류(血流)는 매우 중요하다. 그 흐름에 이상이 생길 때, 우리 몸에 이상이 발생하는 것이다. 이 흐름은 끊임이 없어야 하고 역류가 없어야 한다. 순리대로 흘러야 하는 것이다.

심장의 펌프질을 통해 신선한 산소와 영양분을 옮겨가는 피는 동맥을 타고 이동한다. 동맥의 피는 펌프의 힘을 받아 힘차게 동맥을 이동해나간다. 흐르는 힘이 넘치기 때문에 막힘을 걱정할 필요가 상대적으로 적을 뿐 아니라, 역류할 것을 걱정할 필요가 없다.

반대로 온 몸에 산소와 영양분을 공급하고 난 후 정맥을 통해 돌아오게 되는데 이때는 온갖 노폐물과 독소를 담아 심장으로 돌아오게 된다. 정맥의 피는 심장이 펌프질 한 큰 힘을 많이 잃게 되어있다. 뿐만 아니라 체내의 노폐물을 머금고 있기 때문에 흐름에 많은 방해를 받게 된다. 때문에 정맥에는 '판막(valve)'이 존재한다. 판막은 중간조율자와 같은 역할을 한다. 정맥을 흐르는 혈액의 노폐물을 걸러줄 뿐 아니라, 혈류(血流)가 약해진 정맥의 흐름이 역류하지 않도록 조율해주는 것이다. 판막이 열렸다 닫혔다 하면서 노폐물이 심장까지 올라가는 것을 막아주고, 혈류의 흐름을 원활하게 만들어주는 것이다. 이러한 판막에 이상이 생기면 '하지정맥류'와 같은 질병으로 이어지기도 한다. 결국 건강을 위해서는 흐름을 원활하게 만들어 줘야한다. 이 흐름을 막는 요소가 있다면 제거해 줘야 하는 것이다.

혈관이 인체의 노폐물(독소)에 의해 막힐 경우 각 기관이나 부위는 정상적인 기능을 할 수 없게 된다. 각 기관이 장애를 갖게 되면 질병이 발생하고 순환작용이 이뤄지지 않아 순환기능에 이상이 나

올바른 발가락 관리법

타나게 된다. 그리고 그 노폐물은 특히나 발과 발가락에 많이 쌓이게 되는 것이다. 그 이유는 앞 장에서 설명했든 중력과 굽어있는 발가락의 영향인 경우가 많다.

　이렇게 독소와 노폐물로 인해 순환이 원활하지 않을 때, 발이나 발가락의 반사구를 적절하게 맛사지 해주면, 혈관을 확장시켜주고 순환작용을 도와 혈액순환이 좋아지게 된다. 순환은 앞서 설명했던 동맥, 정맥, 모세혈관, 림프에까지 영향을 미치게 된다. 원활한 순환은 독소를 배출하는데 큰 도움이 되는데, 그 원리는 다음과 같다. 먼저 림프의 순환을 통해 노폐물이 원활하게 제거되고, 마지막으로 혈액을 여과하는 신장, 방광, 수뇨관 등의 배설기관에 의하여 독소가 체외로 배출되는 것이다. 발마사지로 인해 개운함을 느끼는 이유 중 하나는 혈액순환이 원활해졌기 때문이다. 신체의 순환 기능이 제 역학을 하게 되는 것이다.

2) 지압요법의 장점

앞에서 말 했듯 우리 몸은 '자가치유능력'을 가지도 있다. 상처가 나거나 물리적인 힘에 의해서 압박을 당하더라도 부러지거나 꿰매는 일이 아니고는 스스로 치유 할 수 있는 것이 우리의 몸이다. 때문에 우리가 건강한 몸을 유지하기 위해 해야할 일은 '자가치유능력'을 최대한 보존하는 일인 것이다. 몸에 수술을 하거나 특별히 몸에 좋은 무언가를 섭취하지 않더라도 발을 지압하는 것 만으로도 우리는 많은 효과를 볼 수 있다. 그렇다면 발 지압요법의 장점은 무엇인지 알아보도록 하자.

① 안전하다.

부작용은 먹거나 몸에 과도하게 물리적인 힘을 가할 때 생긴다. 하지만 발 지압요법은 결코 과하게 지압하지도, 약물을 사용하지도 않는다. 틈틈이 발 전체를 지압하는 것 만으로도 우리 몸 전체를 아우를 수 있기 때문이다. 그렇기 때문에 부작용의 위험이 없다. 발 지압요법은 우리 몸이 스스로 자연치유 할 수 있도록 보조해주는 역할을 할 뿐이다.

올바른 발가락 관리법

② 쉽다.

부작용이 없다는 것은 누구나 시도해봄직 하다는 말이다. 의사가 수술을 하려면 수많은 시간을 연습해야 한다. 성공적인 수술 뿐 아니라, 외상에 흉터를 남지 않게 하는 등 다양한 기술이 필요하기 때문이다. 발 지압요법은 쉽다. 책을 보고도 따라할 수 있고, 정확히 알지 못하더라도 손으로 발을 눌러보면 어느 위치가 시원한지 알 수 있다. 보다 전문적으로 발과 발가락 건강관리법을 배우고 싶다면 (사)국제발가락교육협회에서 교육하는 3급, 2급 발가락전문가 과정을 통해 전문가의 길로 나아갈 수도 있다.

③ 경제적이다.

건강은 미리 지켜야 하는 것이다. 일단 아프고 나면 병원비로 상상도 못할 금액이 지출되고 만다. 단순 치료비가 아니라 진찰을 받고, 검사를 하고, 수술이나 약물치료를 해야 한다. 수술을 받으면 재활을 하는 시간도 상당히 들게 된다. 그래서 건강은 치료가 아니라 관리를 해야 하는 것이다. 우리 몸을 건강하게 만들어주는 가장 경제적인 방법은 발 지압이다. 발 반사구로 온 몸을 감싸고 있는 우리의 발은 누구나 손쉽게 지압할 수 있으며, 지압만으로도 온 몸에 자극을 줄 수 있다. 건강을 미리 관리하면 병원에 사용할 돈을 아낄 수 있으니 얼마나 경제적인가!

④ 효과적이다.

발 지압요법의 가장 큰 장점은 그 효과성이다. 정말 효과적이다. 부작용이 없고, 경제적인데 실제로 건강에 도움을 줄 수 있다면, 왜 아직까지 널리 사용되지 않느냐고 반문을 할 수도 있다. 하지만 앞서 말했던 것 같이 동양의학과 자연치유의 영역은 지금까지 서양의 고전물리학에 의해 철저히 배척되어왔다. 이제야 그 효과를 알아가며 연구하고 있는 단계인 것이다. 이 책을 읽고 있는 당신은 어쩌면 수많은 전문가들보다 훨씬 앞서 발의 세계에 입문하게 되는 것인지도 모르겠다.

3) 기초지압법

반사 요법을 시작하기 전 물 한 컵을 마시면 노폐물을 배출하는데 많은 도움이 된다. 발과 발가락을 지압 할 때는 노폐물의 배출이 원활히 이루어 질수 있도록 신장, 방광, 수뇨관, 부신에 해당하는 반사구를 먼저 자극해주면 좋다. 이후, 어느 특정 신체부위에 자극을 가하고 싶다면 그 부위에 해당하는 반사점을 직접 지압하면 된다.

예를 들어 코에 이상이 있으면 엄지발의 전두동 밑을 지압하고, 소화기능에 이상이 있으면 위장부분과 두 번 째 발가락부분을 직접 자극하면 된다.

올바른 발가락 관리법

① 기본적인 발마사지의 원칙

기본적으로 발마사지는 누구나 가능하다. 언제라도 손으로 지압을 해주면 효과를 얻을 수 있다. 하지만 너무 강하고 오랫동안 발을 지압하면 피로함이 몰려올 수 있다. 효과적인 인체관리를 위한 발마사지 원칙은 다음과 같다.

- 매일 2~30분 간 지압한다.
- 너무 강하거나 아프게 지압하지 않는다.
- 식사 후 30분 이내에는 지압하지 않는다.
- 발에 상처가 있거나 다쳤을 경우엔 지압하지 않는다.
- 발가락 끝에서 시작해서 발목, 종아리까지 지압한다.
- 노인과 어린이에게는 더 짧고, 더 약하게 지압한다.
- 당뇨병을 앓고 있는 사람에게는 강하게 누르지 않는다.

② 발 반사구 개요

　양 발은 인체 전체를 담고 있다. 양 발을 붙인 상태로 발바닥을 보았을 때, 쪼그려 앉아있는 사람의 모습을 발에 대입하면 발이 인체를 어떻게 담고 있는지 알 수 있다. 아래의 그림을 예로 보면 엄지발가락 부위에 사람의 머리 모양이 함께 있는 것을 볼 수 있다. 실제로 엄지발가락에는 전두동, 눈, 귀 등 머리 부위에 해당하는 반사구가 많이 위치하고 있다. 반대로 발뒤꿈치와 인체의 엉덩이 부위가 함께 있는 것을 볼 수 있는데, 발뒤꿈치에는 생식기와 연결되는 반사점이 있다고 볼 수 있다. 같은 맥락에서 새끼발가락 바깥쪽 부분에 굳은살이나 티눈이 있는 사람은 어깨에 통증이 나타날 수 있다.

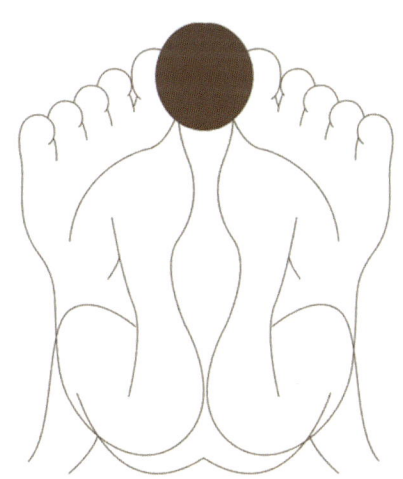

발은 인체 전부를 담고 있다.

올바른 발가락 관리법

③ 발 반사구

발에는 수많은 반사점이 위치하고 있다. 각 반사구를 지압하면 반사점과 반응하는 장기에 자극을 주기에 우리 몸을 쉽게 관리할 수 있게 된다. 뿐만 아니라 반사점 부위에 굳은살, 티눈 등 변형의 흔적이 나타난다면 그 반사부위에 좋지 않은 영향이 나타나고 있다는 증거니 살펴볼 필요가 있다.

A. 오른발 반사구

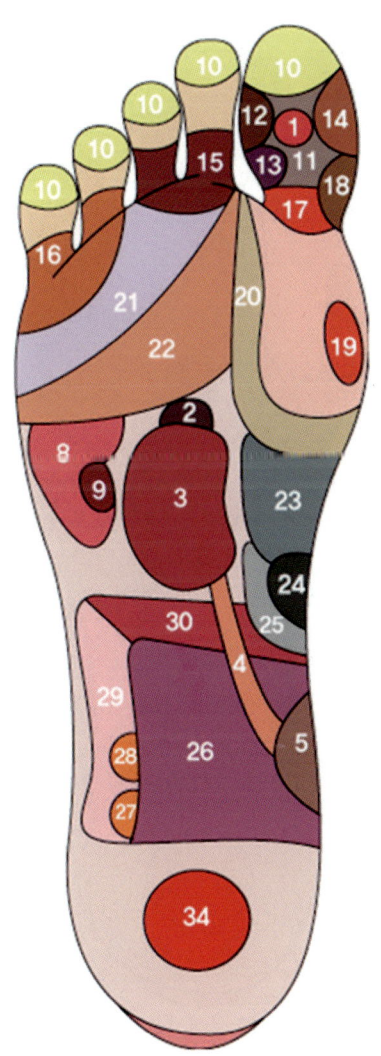

1. 뇌하수체
2. 부신
3. 신장
4. 요관
5. 방광
8. 간
9. 담낭
10. 전두동
11. 대뇌
12. 소뇌, 뇌간
13. 삼차신경
14. 코
15. 눈
16. 귀
17. 목
18. 경추
19. 부갑상선
20. 갑상선
21. 승모근
22. 폐/기관지
23. 위
24. 췌장
25. 십이지장
26. 소장
27. 맹장
28. 회맹판
29. 상행결장
30. 횡행결장
34. 생식선

올바른 발가락 관리법

B. 왼발 반사구

1. 뇌하수체
2. 부신
3. 신장
4. 요관
5. 방광
6. 심장
7. 비장
10. 전두동
11. 대뇌
12. 소뇌, 뇌간
13. 삼차신경
14. 코
15. 눈
16. 귀
17. 목
18. 경추
19. 부갑상선
20. 갑상선
21. 승모근
22. 폐/기관지
23. 위
24. 췌장
25. 십이지장
26. 소장
30. 횡행결장
31. 하행결장
32. S자결장, 직장
33. 항문
34. 생식선

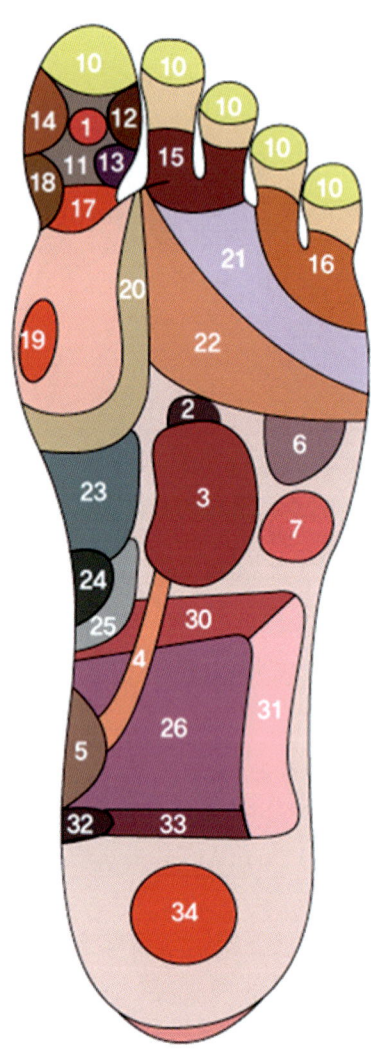

C. 발 안쪽 반사구

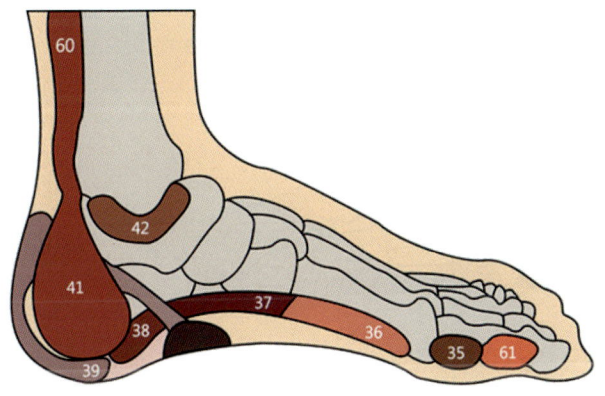

35. 경추　　38. 천골/ 미골　　42. 고관절
36. 흉추　　39. 내측 미골　　60. 대퇴신경
37. 요추　　41. 생식기(자궁전립선)　　61. 비골신경

올바른 발가락 관리법

D. 발 바깥쪽 반사구

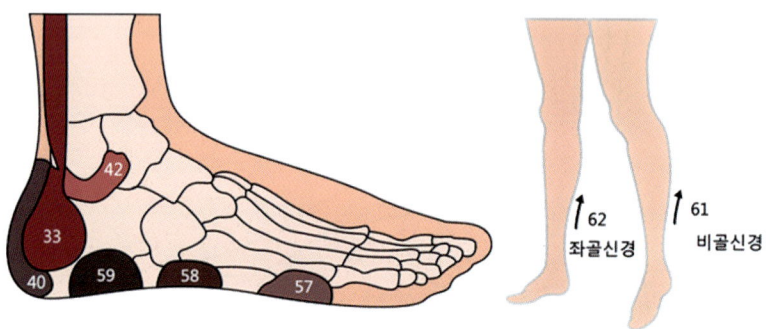

33. 생식선(난소, 고환)　57. 어깨관절　59. 무릎관절(슬관절)
40. 외미골　　　　　　　58. 팔꿈치 관절
42. 고관절

E. 척추와 발의 관계

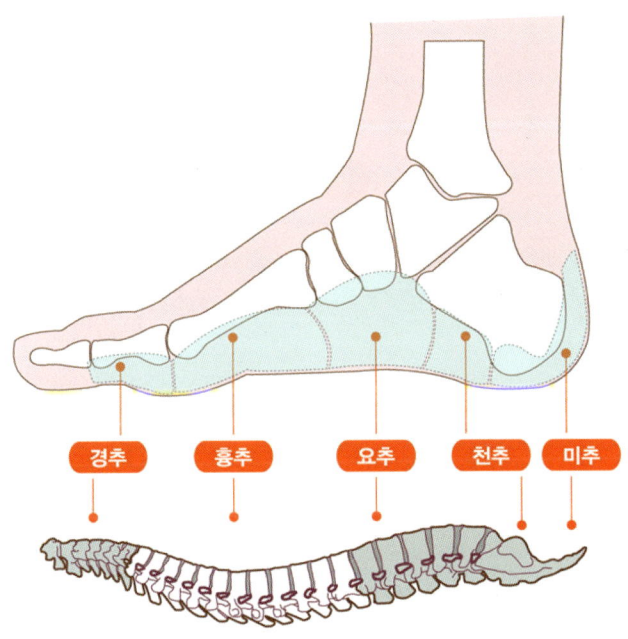

척추와 발의 관계

올바른 발가락 관리법

F. 감각기관 반사구 - 발바닥

눈이 침침할 때는 눈 반사구를, 귀에 이상이 올 때는 귀 반사구를 지압하면 효과를 볼 수 있다.

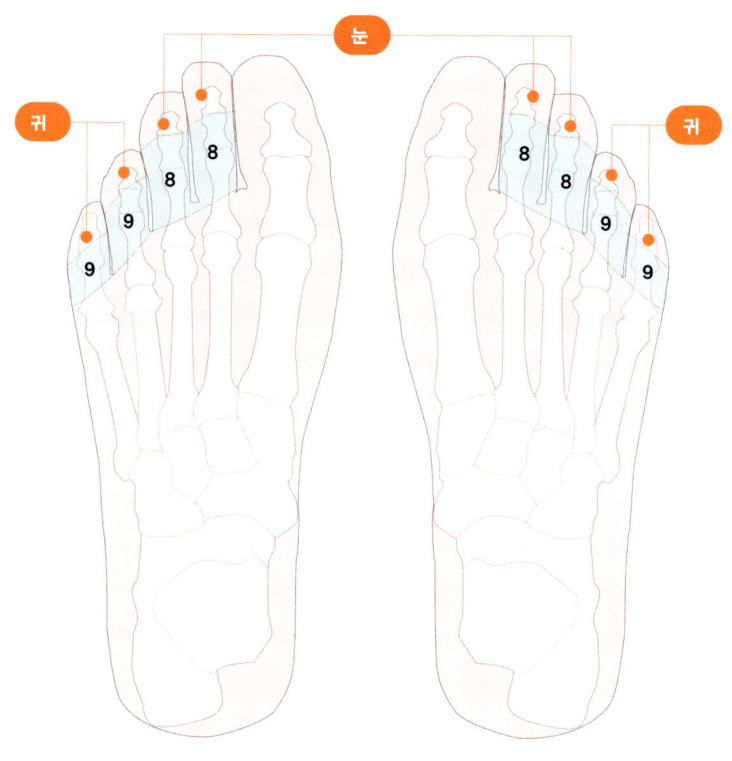

G. 감각기관 반사구 - 발등

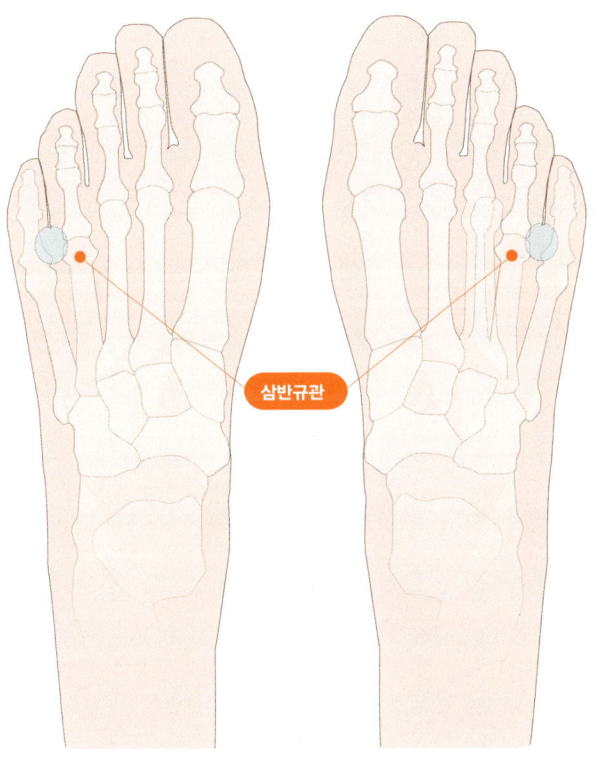

올바른 발가락 관리법

H. 뇌신경계 반사구 - 발바닥

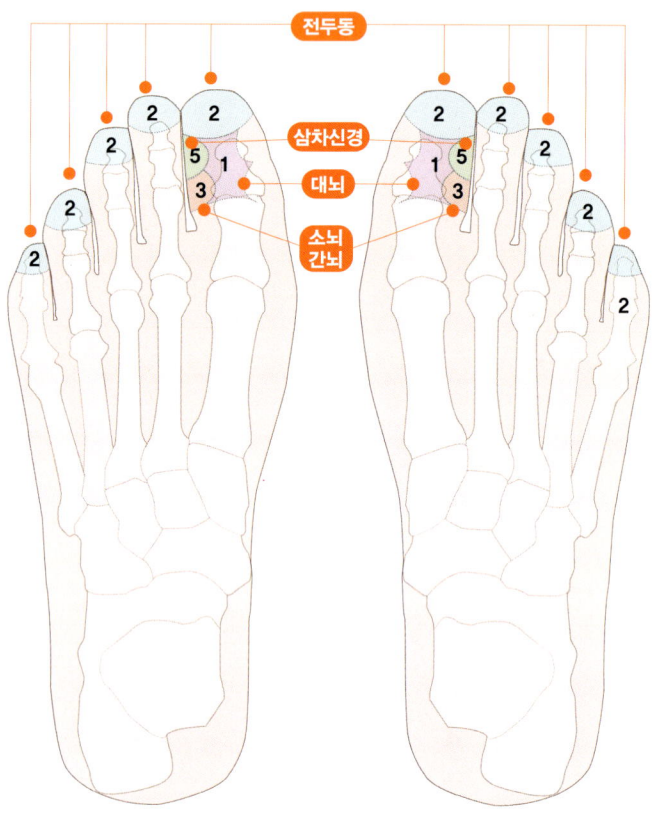

I. 뇌신경계 반사구 - 발 안쪽

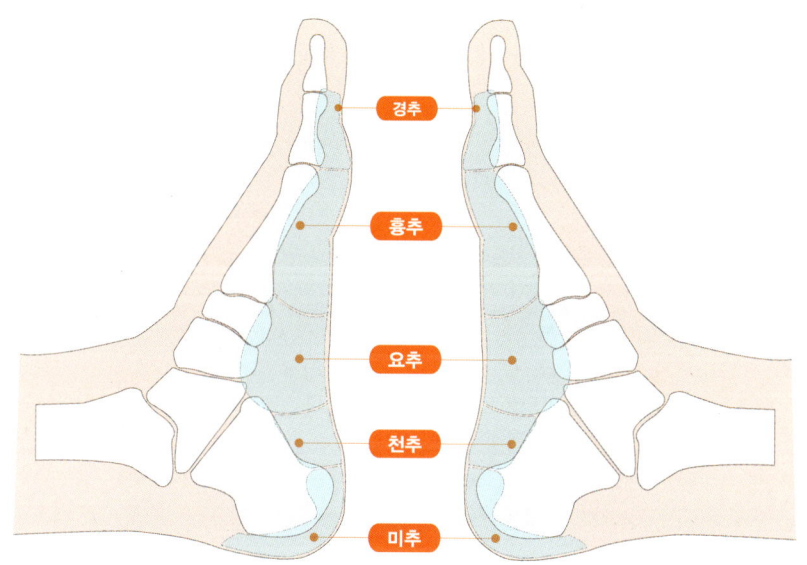

제4장 올바른 발가락 관리법 137

올바른 발가락 관리법

J. 호흡기계 반사구_발바닥

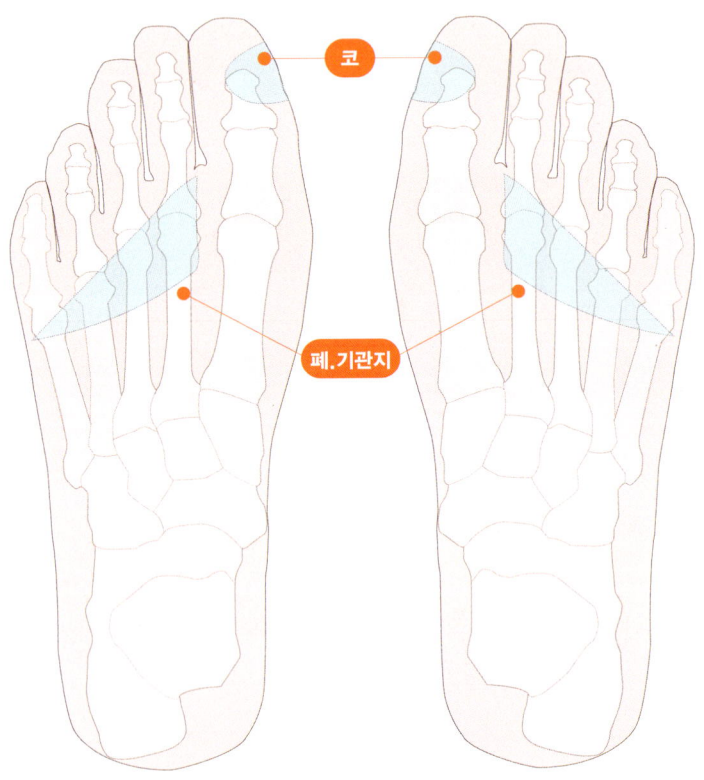

K. 호흡기계 반사구_발등

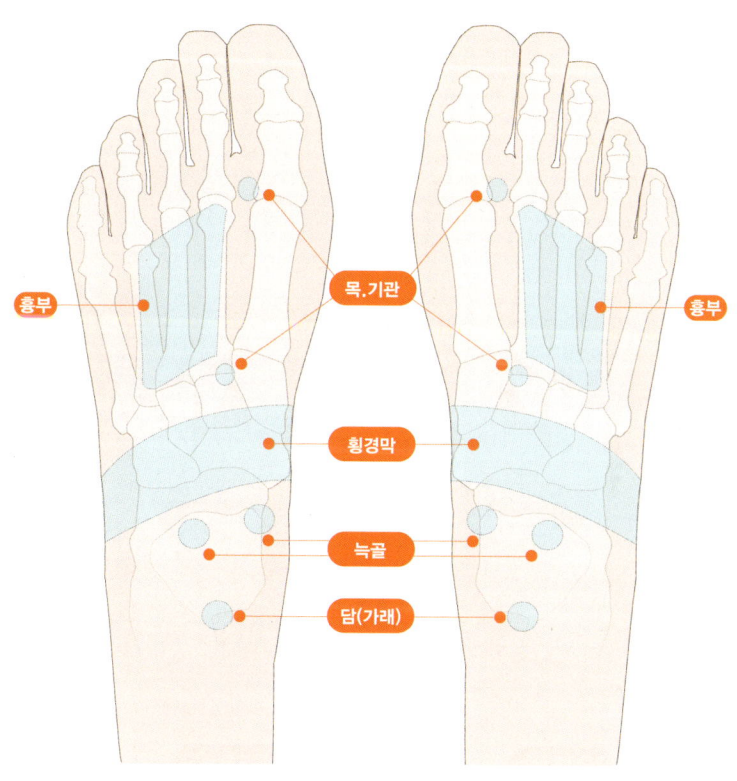

올바른 발가락 관리법

L. 순환기계 반사구_발바닥

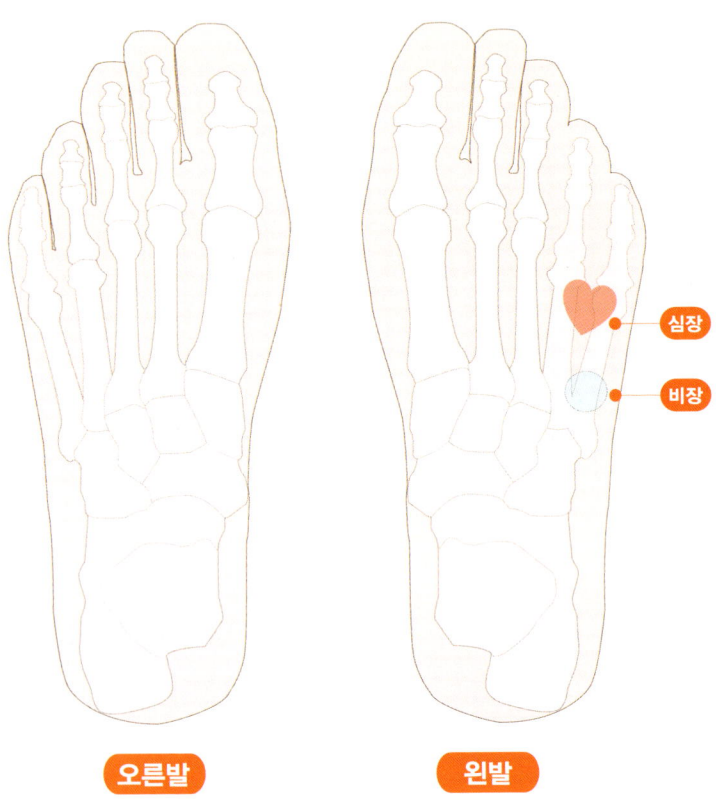

M. 순환기계 반사구 - 발등

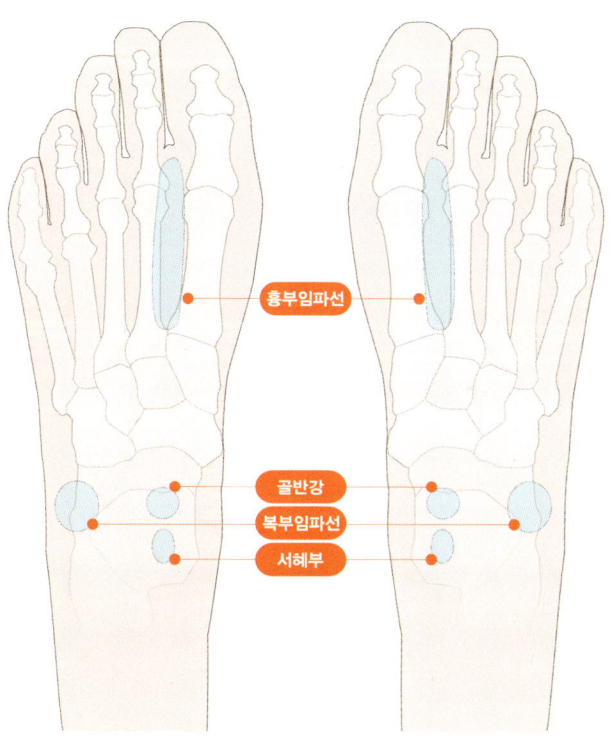

올바른 발가락 관리법

N. 사. 근. 골격근 반사구 – 발바닥

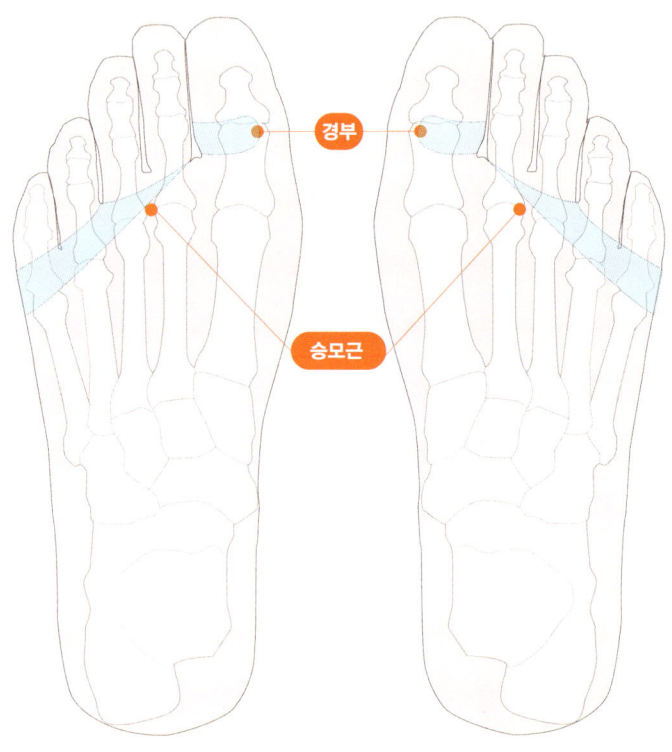

O. 사. 근. 골격근 반사구 – 발바깥쪽

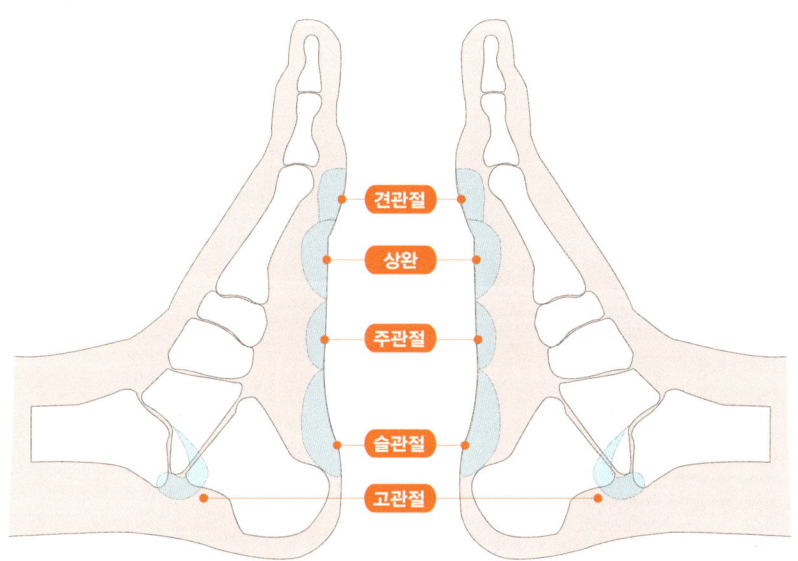

올바른 발가락 관리법

P. 사. 근. 골격근 반사구 – 발등

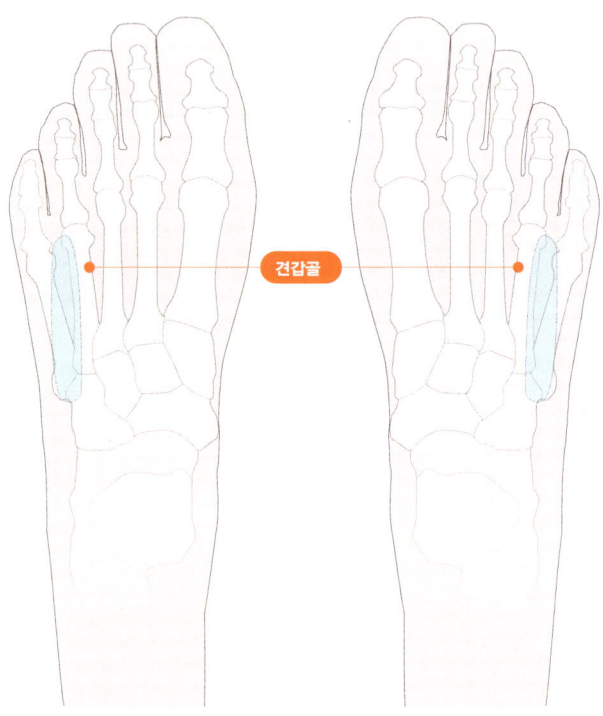

견갑골

Q. 소화기계 반사구 - 발바닥

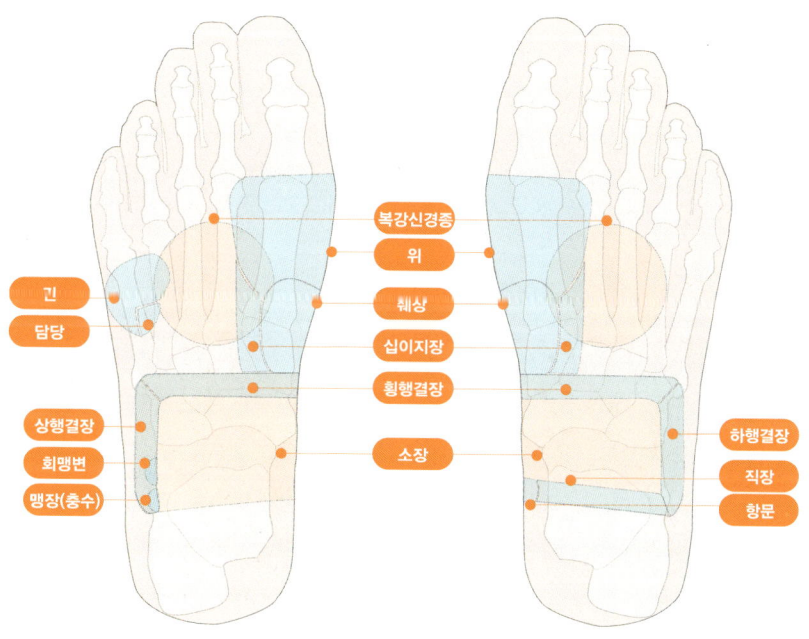

올바른 발가락 관리법

R. 소화기계 반사구 - 발 안쪽

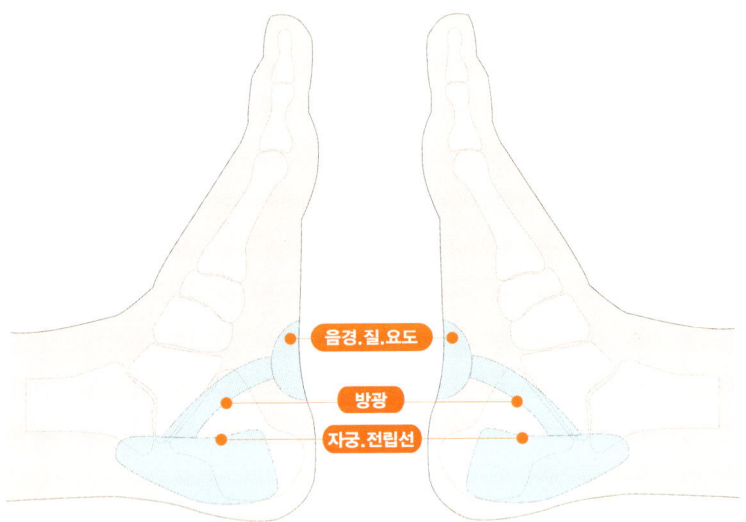

S. 소화기계 반사구 - 발 바깥쪽

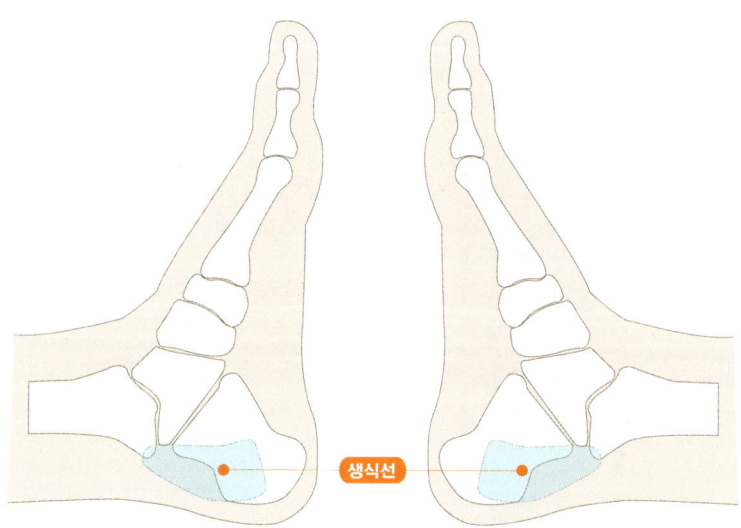

올바른 발가락 관리법

T. 소화기계 반사구 - 발등

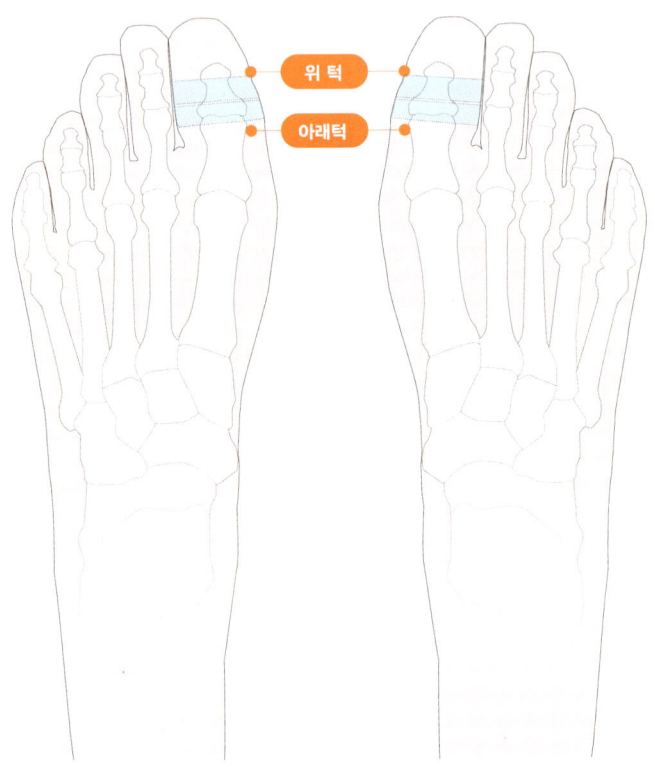

U. 비뇨기, 생식기계 반사구 - 발바닥

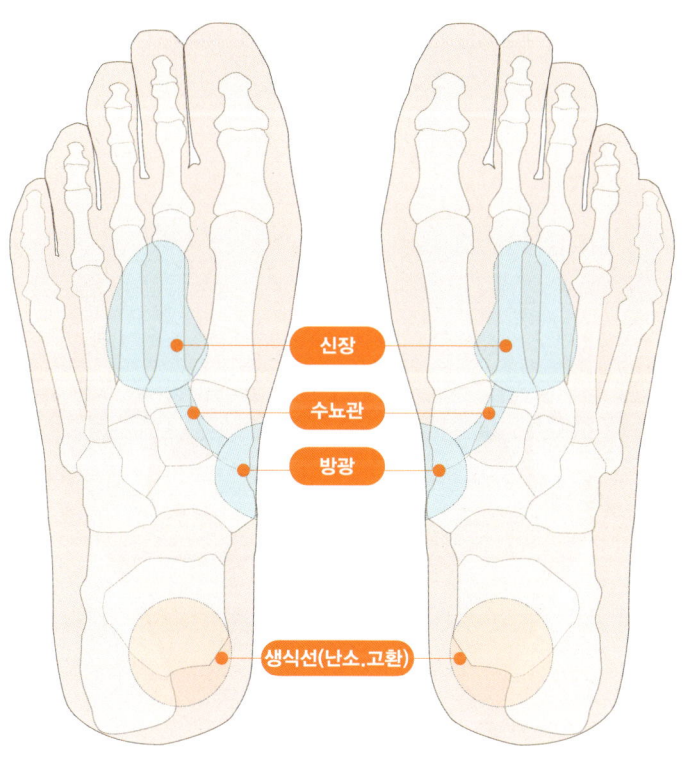

제4장 올바른 발가락 관리법

올바른 발가락 관리법

V. 비뇨기, 생식기계 반사구 – 발 안쪽

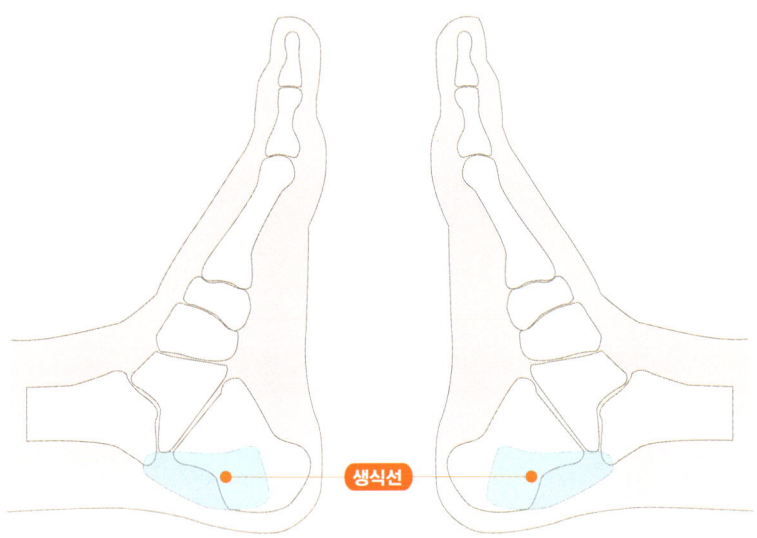

W. 내분비계 반사구 - 발등

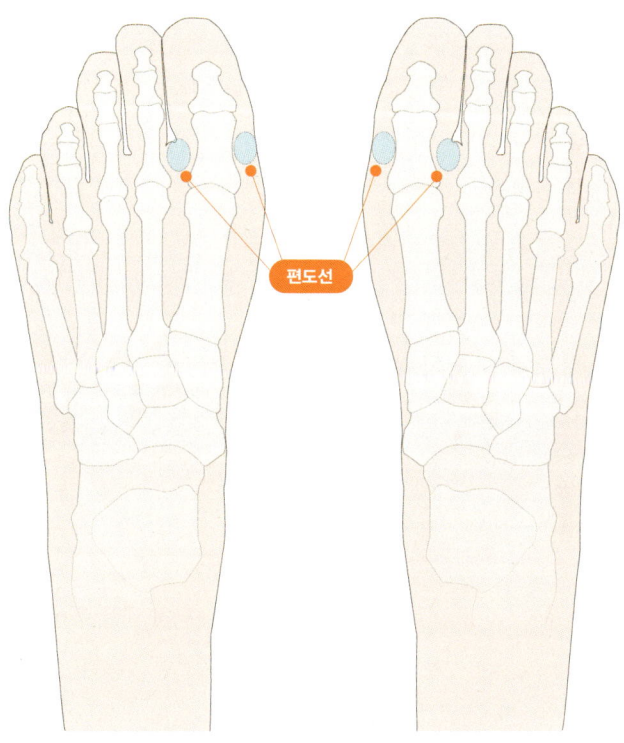
편도선

올바른 발가락 관리법

X. 내분비계 반사구 - 발바닥

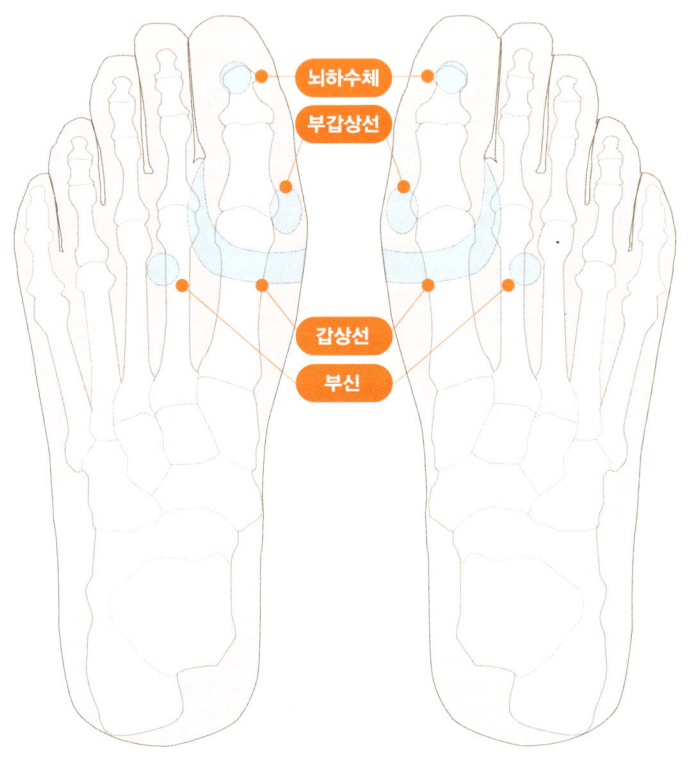

Y. 생식기계 반사구 - 발뒤꿈치

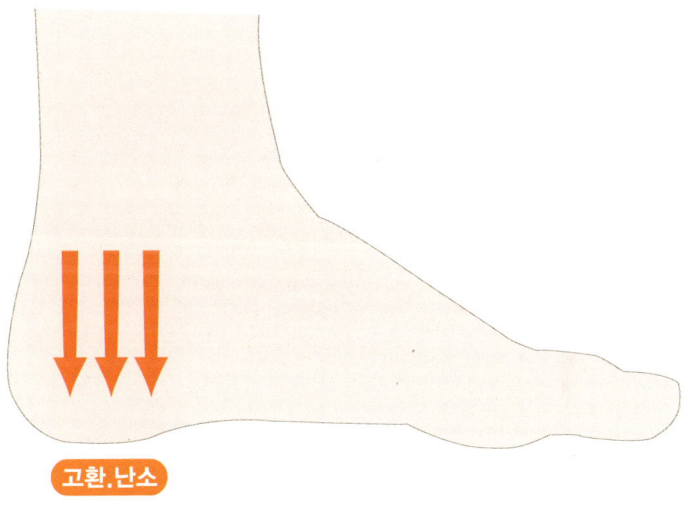

5

발가락과 산업

발가락과 산업

1. 발가락과 자연치유 (사례 및 치유원리)

인류가 탄생한 이래 현대처럼 치열하고 바쁘게 살아온 시대는 없다. 과학기술이 발달함에 따라 인간은 더 오랜 시간 일하게 되었고, 더 많은 시간 서 있을 수밖에 없게 되었다. 자연스레 인간의 두 발은 더욱 더 스트레스를 받게 되었고, 점차 변형되게 되었다. 그리고 발가락의 변형은 인체의 변형으로 이어졌다. 앞서 발가락 변형의 원인을 크게 신발과 도보환경의 변화 때문이라고 언급했지만 발가락을 변형시키는 직접적인 물리력은 본인의 체중이다.

1) 요통 : 허리통증으로 대표되는 관절계 질환

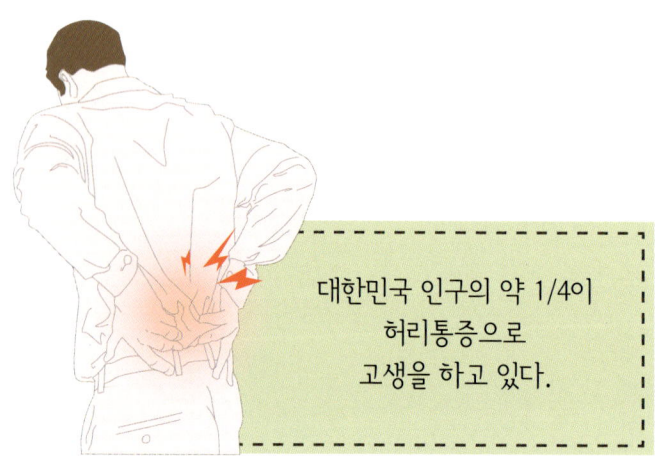

대한민국 인구의 약 1/4이 허리통증으로 고생을 하고 있다.

현대인을 가장 괴롭히는 질병을 뽑으라면 당연 일순위는 허리 관련 통증이 뽑히지 않을까? 오랜 시간 앉아서 근무하는 직장인들은 물론이고, 중·고등학생, 아니 초등학생들도 척추관련 질병으로 많은 고생을 하고 있다. 앞서 언급했다시피 척추협착증, 척추측만증과 같은 질병은 4족보행을 하는 짐승에게는 나타나지 않는 질병이다. 오직 직립보행을 하는 인간에게만 나타나는 질병인 것이다. 즉, 체중분산의 문제라고 봐도 무방하다. 허리통증을 없애는 방법은 허리 사이를 벌려주는 것이 아니라, 체중이 우리 몸에 가하는 충격을 원활하게 분산시켜주고, 제거해주는 것이다.

그런 의미에서 발가락을 관리하는 것은 허리통증제거에 매우 효과적이다. 발가락이 교정되면, 발가락부터 시작하는 우리의 체형 전체가 바로 잡히게 된다. 척추 또한 자연상태 본연의 모습을 찾게 되는 것이다. 이 과정을 들여다보면 매우 신기한 것을 알 수 있다.

발가락부터 시작되는 교정의 과정은 뼈와 뼈의 연결을 바로잡는 과정이라고 볼 수 있다. 인체의 206개 뼈는 관절과 근육을 통해 연결되어 있다. 관절(joint)을 통해 연결되어있다는 말을 쉽게 풀자면 붙어있다기보다는 끼어 있다는 말이다. 변형된 신체는 관절의 연결이 올바르지 못한 상태로 존재한다는 것을 의미한다. 잘못 끼워져 있다는 것이다. 연결부에 무언가를 끼울 때 제대로 끼우지 못하면 흠집이 난다는 것은 누구나 알고 있다. 다행인 점은 발가락을 교정

발가락과 산업

함으로써 발가락부터 시작되는 관절끼리의 연결이 하나씩 바로잡힐 수 있다는 점이다. 이는 시중에 나와 있는 척추교정기, 악관절 교정기, 골반교정기 등의 효과와도 연관이 있다. 하나의 부위가 교정되면 다른 부위까지도 교정의 영향을 받게 되는 것이다. 하지만 우리가 발가락에 주목해야 하는 이유는 그 어떤 부위도 일상 생활에 지장을 주지 않으면서 우리의 체형을 교정할 수는 없기 때문이다. 발가락은 인체의 중심을 잡는 부위이며 인체가 땅에서부터 시작되는 부위이다. 또한 발가락의 다섯 갈래를 통해 발가락과 발을 교정하면 일상생활에 지장을 받지 않고 오히려 우리의 체중을 이용하여 인체 전반을 교정할 수 있기 때문에 쉽고 빠르게 목적을 달성할 수 있다.

이와 같은 원리로 발가락을 교정하는 것만으로도 다양한 관절계 질환에 효과를 볼 수 있다. 발목, 무릎, 골반, 악관절(턱)까지 우리의 몸은 관절로 연결이 되어있다. 발가락을 교정하면 관절을 따라 발목, 무릎, 골반, 척추, 목, 턱까지 연쇄적으로 교정이 된다. 실제적으로 발가락을 교정한 많은 분들의 사례를 찾아볼 때 살면서 다쳤거나 아프던 부위가 있으면 발에서 시작하여 위로 올라가면서 통증이 한 번씩 다시 발현되는 것을 볼 수 있다. 이는 관절이 제자리를 찾으면서 나타나는 현상인데 통증의 기간은 짧고 그 이후로는 같은 통증은 거의 나타나지 않게 된다.

2) 동결견(오십견) : 어깨통증으로 대표되는 관절계질환

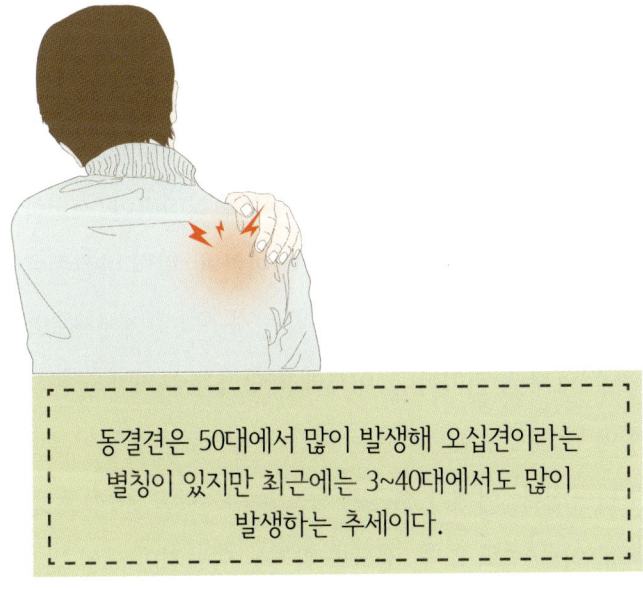

동결견은 50대에서 많이 발생해 오십견이라는 별칭이 있지만 최근에는 3~40대에서도 많이 발생하는 추세이다.

　동결견(frozen shoulder)은 전체 인구의 2%에 해당하는 사람들이 겪게되는 질병 중 하나로, 우리 나라에서는 오십견이라고 많이 알려져 있다. 동결견의 가장 큰 특징은 그 원인을 정확하게 알 수 없다는데 있다. 특별한 외상이 없거나 경미한 외상 이후 견관절(어깨관절)부위에 서서히 통증이 나타나기 시작하며 나중에는 팔을 들 수 없을 정도로 통증이 심해지기도 한다. 대게 50대 이후에 많이 생기는 질병이라서 오십견이라는 별칭이 붙기도 했는데, 심한 두통과 야간통, 운동제한을 보이게 되어 일상생활에 많은 불편을 주는 질병

발가락과 산업

중 하나이다. 문제는 원인이 명확하지 않다는 점에 있다. 원인이 명확하지 않으면 원인을 제거 할 수 없다는 말이고, 결과마저 바꿀 수 없다는 이야기가 된다. 동결견이 치료가 매우 어려운 이유이다. 그럼에도 불구하고 발가락은 당신의 어깨가 아프다는 것을 분명히 말해주고 있다.

무지외반증과 더불어 대표적인 발가락 변형질병인 '소건막류'는 새끼발가락이 안쪽으로 휘는 질병을 의미한다. 발의 바깥쪽이 튀어나오면서 붉게 티가 나기도 하는데, 발 반사구의 측면에서 소건막류의 부분은 '어깨'를 의미한다. 어깨에 해당하는 부위가 굳은살은 넘어 변형이 왔으니 실제 어깨에는 어떤 형식으로든 통증이 발현되는 경우가 많아진다. 어깨가 뻐근한 정도일수도 있고, 어깨를 들기 힘들 정도로 아플 수도 있다. 정도를 알기는 힘들지만 해당 반사구가 변형되면 그 부위는 분명 이상징후가 나타나고 있는 것이다. 그리고 그 이유는 앞서 말했다시피 체중분산이 원활하지 못하여 우리 몸의 균형이 깨졌기 때문이다. 발부터 시작된 연쇄변형이 어깨까지 이어진 것이다. 그렇다면 해결방법은 무엇일까? 당연하다. 발가락을 교정하는 것이다. 발가락을 교정하면 체중분산이 원활하게 이뤄진다. 어깨까지 이어지는 연쇄변형의 원인을 제거하게 되는 것이다. 실제로 발가락교정을 통해 어깨통증의 고통에서 벗어난 사례가 넘치고 있다.

3) 이명

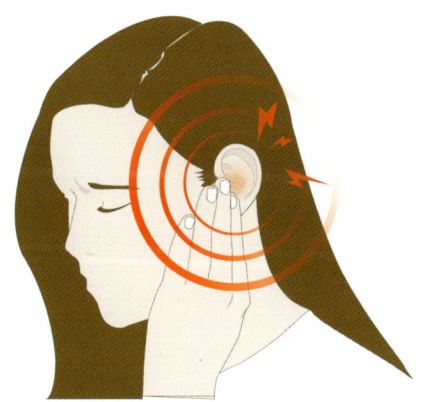

생활을 하는 중에 남들은 들리지 않는 소리가 나한테만 들린다면? 신의 계시음으로 들을 것인가? 아니면 귀의 이상으로 생각할 것인가? 이명(耳鳴, tinnitus)은 '청각적인 자극이 없는 상황에서 귀에서 들리는 소음에 대한 주관적인 느낌'을 말한다. 귀에서 들리는 소리는 환자에 따라 다 다른데 '매미우는 소리/천둥치는 소리/ 냉장고 소리/ 단조롭게 우는 소리 등 다양하게 표현된다. 그리고 이명 또한 발생 원인이 뚜렷하게 밝혀지지 않고 있다. 단지 여러 가지 상황을 추측할 뿐이다.

이명은 전체 인구의 약 17%가량이 경험할 수 있을 정도로 흔한 질병이다. 통증으로 인한 고통을 받지는 않지만 객관적으로 증명할 수 없는 주관적 자각 증상으로 인해 많은 스트레스를 받게 된다. 많은

발가락과 산업

스트레스는 생활에 많은 부작용으로 이어지게 된다. 최근 연구자료에 의하면 스트레스, 우울증, 불안, 수면장애 등도 이명의 원인이 될 수 있다고 하는데, 이명으로 인한 스트레스가 다시 이명을 불러오는 악순환의 고리가 형성될 수도 있다.

그렇다면 이명 또한 발을 보면 알 수 있을까? 대답부터 하자면 '그렇다'. 우리 발에서 귀를 담당하고 있는 반사점은 네 번째 발가락이다. 이명을 비롯하여 귀 관련 질환이 있는 사람들의 발을 보면 선천적이든, 후천적이든 간에 네 번째 발가락이 온전하지 못하다. 소건막류로 인해 새끼발가락이 안쪽으로 휘어들어오면서 네 번째 발가락이 땅에 닿지 못하고 들려 올라가 있거나, 세 번째 발가락이 네 번째 발가락을 올라타서 강하게 압박을 할 수도 있을 것이다. 네 번째 발가락을 보면 귀에 이상여부를 확인해 볼 수 있다.

이명과 같은 경우는 관절의 변형이 아니라, 관절과 연결된 신경의 변형으로 인해 발생하는 질병이 아닐까 생각해본다. 우리의 몸은 모두 연결되어있고, 뼈가 변형되면 근육과 혈관, 신경까지도 모두 변형이 될 수 밖에 없기 때문이다. 그리고 반대로 발가락을 교정하면 발가락과 연결된 뼈와, 근육, 신경까지도 제자리를 찾게 된다. 이명환자 또한 발가락 교정으로 효과를 본 수많은 체험담을 가지고 있다.

4) 하지정맥류

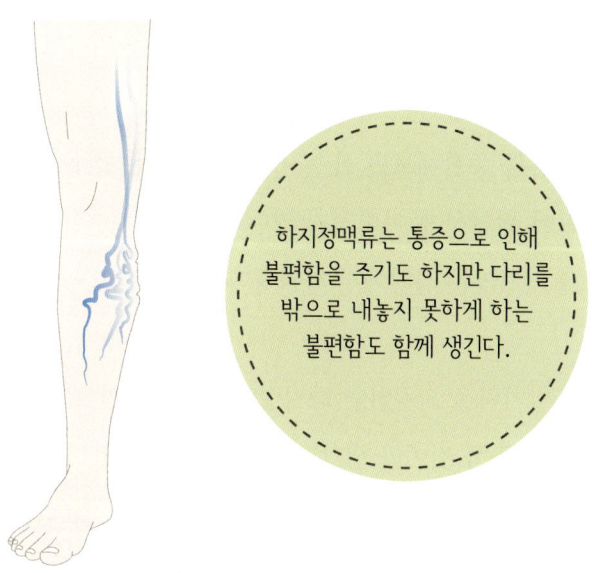

하지정맥류는 통증으로 인해 불편함을 주기도 하지만 다리를 밖으로 내놓지 못하게 하는 불편함도 함께 생긴다.

하지정맥류는 대표적인 혈관계 질환이다. 심장으로 가는 혈액의 흐름을 일정하게 유지시켜주는 '판막(Valve)'이 손상되면 혈액이 역류를 하면서 정맥이 늘어나게 된다. 이 때 늘어난 정맥이 피부 밖으로 보이게 되는 현상을 하지정맥류라고 부른다. 일반적인 증상으로는 쉽게 다리가 피곤해지는 것을 느끼며, 아리거나 아픈 느낌이 들기도 한다.

문제는 원인이다. 하지정맥류의 대표적인 원인으로 꼽히는 이유들이 너무 다양하다. 유전적인 이유, 운동부족, 흡연 등이 하지정맥

발가락과 산업

류의 위험을 증가시킨다는 의견이 있는 반면, 오래 서있거나 오래 앉아있더라도 하지정맥류의 위험이 증가한다는 의견이 있다. 그리고 남자보다는 여자가, 그리고 임산부에게 더 큰 위험이 있다고 알려져 있다.

위의 이유를 종합해보면 한가지로 요약된다는 점을 알 수 있다. 혈액순환이 원활하게 이뤄지지 않는다는 점이다. 혈액순환이 정상적으로 되지않는 상황에서 하지정맥류의 위험이 높아진다는 것이다.

이제는 발가락을 교정하면 하지정맥류에 도움이 될 것이라는 생각이 은연중에 들 것이라 생각된다. 하지만 조금만 더 전문적으로 파보도록 하자. 온라인에 떠도는 여러 하지정맥류 치료법을 보면 상반되는 자료들이 있다. 하나는 하지정맥류를 치료하기 위해서는 여유 있는 옷을 입어야 한다는 의견이고, 다른 하나는 하지정맥류 치료용 압박 타이즈를 입어야 한다는 의견이다. 전자의 의견이 대세를 이루지만 후자의 의견이 근거가 없지는 않을 것이다. 두 가지의 공통점을 찾자면 정맥이 '제자리'를 찾도록 도와야한다는 것이다. 이런 의미에서 발가락 교정은 정맥이 제자리를 찾도록 돕는데 가장 큰 도움이 된다.

발가락을 교정하면 먼저 관절과 관절이 제자리를 찾고, 그 뼈를 이어주는 근육이 제자리를 찾게 된다. 자연스럽게 혈관과 림프, 신경까지도 제자리를 찾게 되는 것이다. 우리의 몸은 원래 상태로 존재를 하면 원래의 기능까지도 회복할 수 있다. 원래 자연상태의 모든 것은 스스로 치유하기 마련이다.

5) 우울증(불면증)

일반적으로 우울증은 심리학적으로 접근해야 한다고 알려져 있다. 물론 많은 경우의 우울증이 그럴 수 있다. 하지만 많은 경우 심리학적인 접근 이전에 물리적인 방법으로 우울증을 극복할 수 있다.

심리 상담을 받다보면 우울증을 극복하기 위한 방법으로 운동을 권유하곤 한다. 운동을 통해 땀을 배출하는 과정에서 아드레날린이 분비되고 우울증이 치료될 수 있다는 것이다. 이 방법에 매우 동의를 하지만 접근방법을 조금 다르게 보려한다.

우리가 우울증에 시달리는 이유는 혈액순환이 잘 안되기 때문이다. 인간의 체온은 36.5℃를 유지해야한다. 체온이 1℃ 올라가면 면역력이 5배 높아진다고 알려져 있다. 하지만 안타깝게도 대부분의 사람들이 겉 체온은 36.5℃를 유지하지만 장기의 체온은 많이 떨어져있다. 혈액순환이 안 되기 때문이다.

대부분의 장기는 혈액이 전달하는 영양소와 산소를 통해 각자의 역할을 하게 되어있다. 혈액순환은 기본적으로 장기를 일하게 만드는 원동력인 것이다. 그런데 장기까지 고루고루 혈액순환이 안되니 우리의 장기는 알게 모르게 지속적으로 스트레스를 받게 되는 것이다. 장기에도 혈액순환이 원활하지 않은데 뇌까지는 혈액이 원활하게 공급될까? 지속적으로 받는 스트레스는 결과적으로 우울증과 불면증으로까지 이어지게 된다.

실제로 발가락교정을 통해 가장 빨리 반응이 오는 부분이기도 하다. 처음에 발가락교정에 관심을 갖는 가장 큰 이유는 대부분 '무지외반증' 때문이다. 발가락이 휜 것이 직접 보이고, 생활하는데 불편함이 많기 때문에 반신반의하며 발가락교정을 하게 되는 것이다. 그런데 처음에는 익숙지 않은 느낌에 불편하기도 하고 아프기도 할 수 있다. 그런데 오히려 무지외반증 보다 연관성을 가지지 못하는 곳에서 반응이 나타나는 것이다. 그래서 이러한 연락을 적지 않게 받게 된다. "어제 잠을 푹 잤어요. 이것도 발가락 때문인가요?" 발가락을 관리하면 사회적으로 문제가 되는 불면증에도 많은 경우 도움을 받을 수 있고, 결론적으로 더욱 생기 넘치는 하루를 보낼 수 있게 된다.

6) 다리 근육경련

　세상에는 본인에게는 큰 고통이지만 남에게 말하기에는 조금 애매한 질병들이 있다. 생활에 불편하기도 하고, 아프기도 한데 큰 병 같지는 않아서 엄살 부리는 기분이 들기 때문이다. 그 대표적인 증상은 근육경련 현상이다. 소위 다리에 쥐가 난다고 표현하는 근육경련은 순간적으로 큰 통증으로 다가온다. 하지만 근육경련이 지속되는 시간이 길지는 않기 때문에 무시하고 넘어가는 경우가 많다. 이 근육경련이 고된 이유는 잠자리에 들어서 경련이 나타나는 경우가 많기 때문이다. 통증으로만 고생을 하는 것이 아니라, 수면을 방해하게 되는 것이다. 부족한 수면은 생활을 해야 하는 시간에까지 지속적으로 악영향을 미치게 되는 것이다.

　근육경련은 당연히 근육의 변형에서 비롯된다. 다양한 이유로 인해 근육이 경직되며 근육에 경련이 일어나게 되는데, 다양한 원인에 의해 경직이 일어나는 근본적 원인은 변형이다. 단지, 변형되는 정도와 부위가 달라서 사람마다 증상과 정도, 빈도수가 차이가 나게 되는 것이다. 즉, 근육의 변형이라는 원인을 제거해주면 근육경련이라는 통증은 겪지 않아도 되는 것이다. 발가락을 교정해야 하는 이유이다. 발가락을 바로잡으면 뼈와 함께 근육이 제 자리를 잡는데, 발가락과 직접적으로 연결되어있는 족부의 경우 그 반응이 매우 빠르다. 가장 직접적으로 발가락 교정의 효과를 볼 수 있는 것이다.

2. 발가락과 미용산업

인간은 사회적 동물이다. 누구나 수많은 관계 속에서 삶을 살아간다. 모든 산업은 서비스를 통해 최종적으로 대중과 만나게 되고, 더 좋은 이미지를 구축하기 위해 더욱 아름답고 예뻐 보일 수 있도록 꾸밀 수 밖에 없다. 그리고 자기 자신을 어필해야 살아남을 수 있는 요즘 시대에 외모에 더욱 신경을 쓸 수 밖에 없어지는 것은 어쩌면 시대적 요구일 수 있다. 이런 시대적 요구는 미용산업을 놀라운 속도로 발전시키고 있다. K-뷰티라는 새로운 한류가 생길 정도로 우리나라의 미용산업은 세계화 되고 있다.

화장품 산업은 놀라울 정도로 발달하여 국내 뿐 아니라 전 세계로 수출을 하고 있다. 성형수술이 곧 자기 발전으로 여겨질 정도로 대중화가 되었으며, 이미지를 바꾸기 위해 리프팅 시술도 널리 퍼지고 있다. 하지만 우리의 몸에 칼을 대거나 외부의 힘을 들이는 것은 언제나 부작용의 위험을 안을 수밖에 없다. 이제는 우리의 외모와 이미지를 우리 스스로 바꿀 수 있어야 한다. 발가락을 알면 미용산업의 새로운 판이 보이게 된다.

발가락과 산업

1) 체형을 바로 잡다.

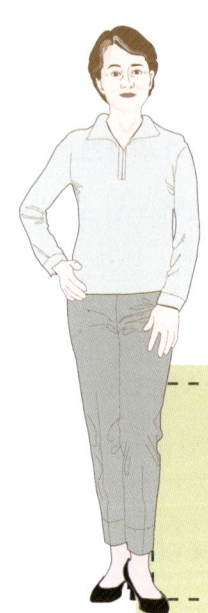

발가락이 변형되면 무게중심이 변형된다. 5~60대 이상이 되면 눈에 보일 정도로 체형이 틀어지게 된다. 발가락을 교정하면 틀어진 체형을 바로잡을 수 있다.

 5~60대 여성분들을 보면 특이한 습관을 가진 분들이 있다. 양쪽 겨드랑이 아래쪽을 양 손으로 잡고 옷을 끌어올리는 듯 하는 동작들이다. 옆으로 돌아간 브래지어를 원래 자리로 돌려놓는 행위인 것이다. 일시적인 불편함을 제거하는 행위인 것이다. 그리고 이렇게 생각한다. '나이 먹으면 다 그런거지 뭐.' 불편함에 익숙해져서 이상함을 여기지 않고 당연시 하게 되는 것이다. 하지만 이 작은 습관은 체형의 변형에서 발생되는 일이다.

변형은 균형이 없다. 양쪽이 똑같이 변형되는 경우는 결코 없다. 발가락 또한 마찬가지이다. 양쪽 발의 발가락은 서로 다른 모양으로 변형이 되기 마련이고, 그로 인해 체형은 척추를 기준으로 좌·우가 다르게 변형이 된다. 체형의 좌우 발란스가 맞지 않게 되는 것이다. 좌우의 균형이 깨진 채로 5~60년을 살아가다보니 그 차이는 점점 더 커지게 된다. 양쪽 어깨의 높이가 다르게 되고, 척추는 더 휘게 된다. 양쪽 가슴 근육이 제 자리를 잡지 못하게 되고, 얼굴 근육 또한 양쪽이 다르게 변형되는 것이다. 이 체형의 차이는 이미지에도 영향을 줄 뿐 아니라 생활의 불편함도 가져온다. 양쪽 가슴의 발란스가 맞지 않으니 브래지어가 돌아가게 되는 불상사가 생기는 것이다.

발가락을 교정한다는 의미는 양쪽 발의 불균형한 체중분산을 골고루 나눠준다는 의미이다. 인체의 체중이 양쪽 발로 균형적으로 나뉘면 체형 또한 균형이 잡힌다. 발가락교정이 인체교정으로 이어지는 것이다. 체형의 좌우 균형이 맞으면서 근육과 피부도 제자리를 찾는다. 양쪽 가슴의 불균형이 균형을 찾으면서 브래지어도 돌아가지 않게 되는 것이다. 당연히 돌아간 브래지어를 제자리로 돌리는 습관도 사라지게 된다.

무릎관절과 골반관절이 제자리를 잡으면 여성의 경우 몸의 라인이 살아나는 경우도 나타난다. O다리로 스트레스를 받는 여성의 경우 골반이 틀어져서 다리가 휘는 현상이 나타나는 경우가 많다. 틀

발가락과 산업

어진 골반이 바로잡히면 체중이 발까지 곧게 전달되면서 O다리도 펼쳐지는 효과가 나타난다.

2) 피부가 좋아지다.

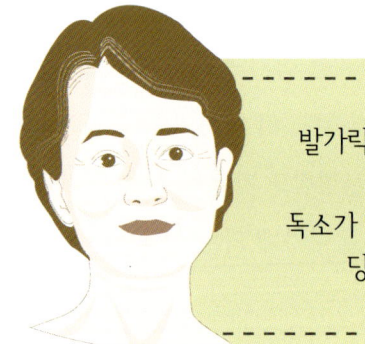

발가락을 관리하면 혈액과 림프의 순환이 원활해진다.
독소가 빠져나가고 안색이 살아나면 당연히 피부도 좋아진다.

여성들이 살면서 많은 관심을 갖는 미용법은 크게 두 가지이다. 다이어트와 피부관리. 이 두 가지는 평소에 늘 노력을 해야 관리할 수 있는 것이기 때문에 여성들의 삶은 다이어트의 삶이요, 피부관리의 연속이 된다. 좋은 화장품을 사용하고, 자기 전에 팩을 하고, 피부에 좋다는 돼지껍데기를 먹어도 피부가 좋아졌다는 느낌을 받는 것은 좀처럼 어려운 일이다. 하지만 평소에 발가락을 교정하는 것만으로 '인상이 달라졌다'는 이야기를 듣는 사례가 매우 많이 나타나고 있다.

　발가락에는 수많은 모세혈관과 림프가 자리하고 있다. 발가락은 제2의 심장이자 가장 아래에서 혈액과 신경, 림프를 위로 강하게 올려 보내는 우리 몸의 펌프이다. 발가락을 관리하면 펌프의 기능이 살아나며 혈액순환이 원활해진다. 혈액순환이 원활해지면 안색이 살아나며 얼굴에 생기가 살아나게 된다.

　혈액순환과 함께 꼭 눈여겨봐야 할 것이 림프의 순환이다. 밤에 짜게 먹지도 않고, 물도 안마시고 잤음에도 불구하고 얼굴이 붓는 경험이 있을 것이다. '오늘은 왜 얼굴이 부은거야?' 라고 짜증내며 하루 일과를 시작했을 것이다. 필자는 이렇게 예측한다. 필시 엎드려 잠을 잤을 것이라고. 우리 몸의 림프 중 절반 가까운 림프는 쇄골부터 얼굴까지에 집중되어 있다. 엎드려 자게 되면 얼굴에 압박이 생기면서 림프의 순환을 방해하게 된다. 림프의 순환이 방해를 받으면 우리 몸의 노폐물이 쌓이게 되고 얼굴이 붓게 되는 것이다. 이는 부종으로 이어지기도 한다. 노폐물이 온 몸에 쌓이고, 얼굴에도 쌓이게 되면 심하면 질병으로, 가볍게는 푸석푸석한 피부로 나타나게 되는 것이다. 발가락을 교정하고 지압하면 림프의 순환이 원활해지며 독소를 배출하는 것이 원활해진다. 곧 피부미용의 효과로 나타나는 것이다. 부종이 빠지면 살이 빠지는 것 보다 빠른 효과를 볼 수 있으며, 'V라인 얼굴'과 함께 '좋은인상'을 덤으로 선물 받게 된다. 발가락이 우리에게 주는 선물이다.

3) 다이어트 효과에 효과적이다.

어쩌면 지금까지의 모든 글 중에서 가장 눈에 띄는 제목이 아닐까 생각해본다. 하지만 결론부터 말하면 발가락 교정만으로 살이 빠지거나 하기는 쉽지 않다. 하지만 살을 빼고자 하는 사람에게 도움을 줄 수는 있다.

다이어트를 이야기 할 때 흔히 이야기하는 것이 두 가지이다. 운동을 통해 열량을 소모하는 방법과 식이요법을 통해 섭취하는 열량을 줄이는 방법이다. 하지만 더 중요한 것은 체중을 줄이는 것이 아니라 살이 찌지 않는 체질을 만드는 것이다. 살이 찌지 않는 체질은 곧 기초대사량이 높다는 것을 의미한다. 발가락을 바로 잡는 것은 이 기초대사량을 높이는데 도움을 준다. 발가락을 교정하면 걸음을 걸을 때 발가락을 이용하게 된다. 발가락을 이용하며 걸음을 걸으면 혈액순환이 원활해지고 신진대사가 촉진된다. 같은 양의 운동을 하더라도 더 큰 효과를 볼 수 있게 되는 것이다.

4) 심지어 예뻐진다.

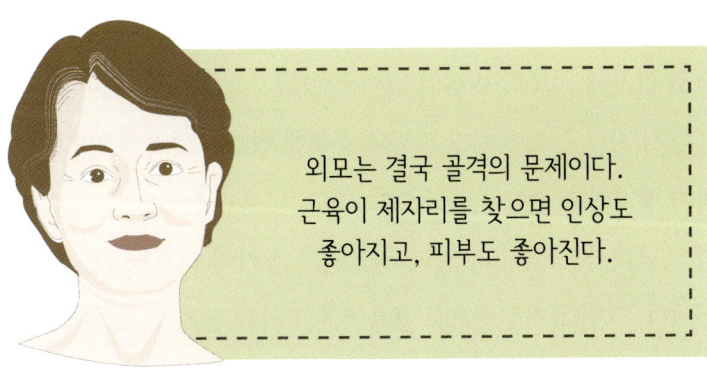

외모는 결국 골격의 문제이다. 근육이 제자리를 찾으면 인상도 좋아지고, 피부도 좋아진다.

발가락을 설명하면 처음 듣는 사람은 처음엔 신기해서 몰입하게 된다. 들을수록 그럴듯하고, 발을 보고 자신이 불편한 부분을 맞히기도 하니 얼마나 재미가 있을까? 그런데 발가락을 관리하는 것 만으로도 예뻐질 수 있다는 말을 하면 하나같이 '만병통치약을 판매하는 약장수' 보듯 한다. 건강을 관리하는 것 까지는 그럴 듯한데 얼굴이 예뻐진다니 너무 환상 속의 이야기인 것 같은 것이다. 이 사람은 너무 하나에 빠져들어서 괜히 오버를 하는 것 같기도 하다. 하지만 발가락을 관리하면 예뻐진다는 것이 전혀 근거가 없는 것이 아니다. 오히려 발가락을 관리하고 나서 "요즘 얼굴 왜 이리 좋아졌어? 무슨 좋은 일 있어?" 라는 질문을 받는 사례는 심심치 않게 나타나고 있다.

발가락과 산업

우리의 외모는 뼈와, 근육의 모양이다. 그 위를 매우 얇은 피부막이 덮고 있을 뿐이다. 발가락이 오랜 시간 변형되면 체형과 근육도 함께 변형된다. 1020 젊은 사람들은 체형이 변형된 기간이 상대적으로 짧기에 외모의 변형이 많이 진행되지는 않을 수 있다. 그러나 40대가 지나고 오랜 시간 관절과 근육에 변형이 생기면 외모에도 변화가 생기기 마련이다. 근육이 처지고, 피부가 늘어난다. 이런 변화를 조금이라도 줄이고 싶고, 되돌리고 싶기에 리프팅 시술을 받는 것이다. 그런데 자연적으로 근육이 제자리를 잡을 수 있다면 우리는 리프팅 시술의 효과를 무료로 얻게 되는 것이다.

발가락을 교정하면 관절이 제자리를 잡고, 뼈와 관절을 따라 연결되는 근육이 제자리를 잡게 된다. 뼈와 근육이 제자리를 잡는 것은 발에만 해당하는 것이 아니라 발부터 시작되는 것이다. 끝나는 시점은 연결이 끝나는 지점이 될 것이다. 그 말은 곧 발가락이 우리 몸 전체를 지배할 수 있다는 의미이다. 얼굴 근육이 제자리를 잡는다는 것은 곧 처져있던 근육이 리프팅 된다는 의미이다. 당연히 피부도 펼쳐지게 된다. 이목구비도 보다 뚜렷하게 보일 수 있다. 쉽게 말해 쉽게 예뻐질 수 있다는 이야기이다. 발가락을 교정하는 것 만으로 말이다.

3. 발가락과 스포츠산업

운동과 발은 뗄레야 뗄 수 없는 관계를 가지고 있다. 어릴 적 운동신경의 척도를 '달리기'에서 찾는 것은 결코 우연이 아니다. 운동신경은 스피드와 반사신경에서 많은 부분이 결정되기 때문이다. 그리고 스피드와 반사신경을 지배하는 것은 발가락이다. 실제로 많은 스포츠에서 반사신경을 높이기 위해 발가락을 단련시키는 운동을 한다. 좌·우로 반복하여 뛰는 운동이나 모래밭을 달리는 운동은 발가락을 단련하여 순발력을 더하기 위한 운동이다. 하지만 발가락이 스포츠에 가져오는 영향력은 단순히 순발력에 그치지 않는다. 발가락산업은 미래 스포츠 산업의 대 변혁을 만들어낼 만 한 놀라운 산업이다.

발가락과 산업

1) 운동능력의 향상

ㄱ. 정지운동

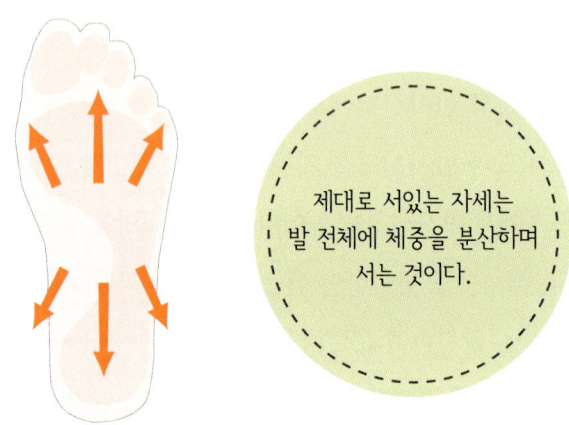

제대로 서있는 자세는 발 전체에 체중을 분산하며 서는 것이다.

스포츠의 종류는 다양하다. 그리고 모든 스포츠의 기초를 배울 때는 모두 '선 자세'부터 배우게 된다. 제일 먼저 배우는 만큼 바로 선 자세는 무엇보다 중요하다. 기초적인 자세를 온전히 체득해야 이후의 진도가 빠르게 진행된다. 선 자세는 스포츠의 종목마다 다르지만 원리는 한결같다. 정확하고 빠른 이후 동작을 위해 안정적으로 준비를 하는 것이다.

준비자세 말고 바른 자세로 서는 것 자체가 매우 중요한 스포츠도 있다. 사격, 양궁과 같은 정지자세의 스포츠이다. 총과 활 같이 격발을 해야 하는 스포츠의 경우 가장 중요한 점은 격발 부위 이외에는 한 치의 흔들림도 있어서는 안된다. 격발순간 몸이 흔들리면 과녁에서는 한참 빗겨나게 된다. 발이나 손가락 이외의 그 어떤 부위에도 흔들림이 있어서는 안된다. 문제는 흔들림 없이 한 자리에 서 있는 것 자체가 매우 어렵다는 점이다.

평생을 걷고 뛰다보니 가만히 서있는 것이 뭐가 어렵냐고 생각할 수 있다. 하지만 마땅하다고 느껴지는 부분들이 한 두 가지 감각을 제거하는 것만으로도 매우 어렵게 느껴질 때가 있다. 차렷 자세로 두 눈을 감고 1분만 서 있어보라. 내 몸이 얼마나 흔들리는 지 쉽게 느낄 수 있다. 흔들리는 몸을 고정하는 방법은 매우 간단하다. 지팡이를 짚는 것이다. 세 개의 다리는 가장 안정적인 형태로 물체를 지지할 수 있다. 하지만 안타깝게도 우리의 몸은 두 개의 다리만을 가지고 있을 뿐이다. 때문에 발가락의 역할이 매우 중요해진다.

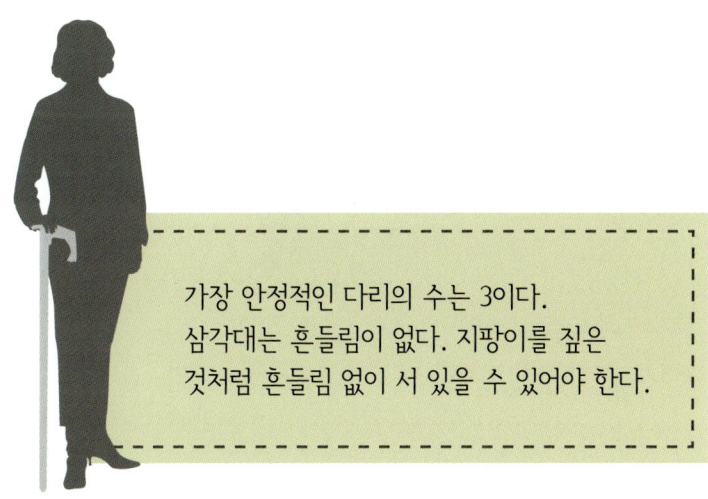

가장 안정적인 다리의 수는 3이다.
삼각대는 흔들림이 없다. 지팡이를 짚은 것처럼 흔들림 없이 서 있을 수 있어야 한다.

발가락과 산업

　10개의 발가락은 인체의 균형을 잡아주는 역할을 한다. 자연상태에서의 우리의 발은 10개의 발가락이 모두 땅에 닿은 상태로 인체의 균형을 잡는 역할을 한다. 하지만 발가락이 변형되면서 발가락을 사용하지 않고 서고, 걷는 경우가 많아졌다. 우리가 느끼지 못하는 사이에 균형을 잃게 된 것이다. 하지만 발가락을 교정하면 자연스레 10개의 발가락을 사용하게 된다. 심지어 발가락교정기 등을 이용하여 강제적으로 발가락을 교정할 경우 발가락 앞에 지팡이를 대는 것과 같은 효과를 낼 수 있다.

　ㄴ. 직선운동

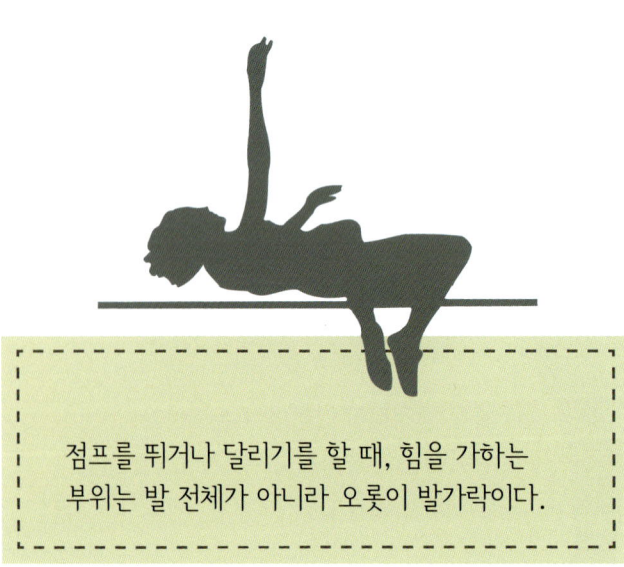

점프를 뛰거나 달리기를 할 때, 힘을 가하는 부위는 발 전체가 아니라 오롯이 발가락이다.

스포츠의 꽃은 육상이다. 달리기, 높이뛰기 등과 같은 육상종목은 어떤 도구의 도움도 받지 않고 인간 능력의 한계에 도전하는 운동이다. 때문에 타고난 운동신경과 수많은 훈련으로 단련한 육체에 사람들이 열광하게 된다. 그리고 육상은 모든 스포츠의 기본이 되는 종목이다. 축구, 야구, 테니스, 권투 등 어떤 종목에서도 스피드가 빠른 선수는 주목을 받게 된다. 직선운동은 모든 운동의 기본이 되는 운동이다. 직선운동의 다른 말은 '걷고, 뛰는 운동'이다.

걷고 뛰는 것은 무엇보다 중요하다. 잘 걷기만 해도 건강할 수 있다는 말은 거짓이 아니다. 하지만 누구나 불편함 없이 걸어 다니기 때문에 걸음의 소중함을 제대로 아는 사람은 별로 없다. 이 또한 정지운동과 마찬가지로 우리가 모르는 사이에 변형이 되고 있다.

걸음이 변형되고 있다는 증거는 다양하다. 우리의 발은 11자 형태를 띠어야 하는데 대부분의 경우 발 앞쪽이 서로 떨어진 팔(八)자의 형태인 경우가 많다. 물론 그 반대의 경우도 걸음이 변형된 예이다. 더 큰 문제는 걸을 때, 발가락을 사용하지 않는다는 점이다. 걸음은 10개의 발가락이 바닥을 움켜쥐며 체중을 반대편 발로 옮기는 과정이다. 10개의 발가락을 모두 이용하지 않으면 제대로 된 걸음을 걸을 수 없다. 걸음을 걸으면서 잘 살펴보자. 내 10개의 발가락이 바닥을 제대로 움켜쥐고 있는지. 걷지도 못하는데 뛰는 것은 어련할까.

발가락과 산업

직선운동의 방향은 앞, 뒤, 양 옆, 그리고 점프운동이 있다. 이 모두는 발가락과 발목, 그리고 종아리 근육을 크게 사용한다. 다수의 훈련을 통해 발목과 종아리 근육은 대부분 단련이 가능하다. 하지만 발가락은 기본적으로 '변형'이 문제인 경우가 많다. 때문에 발가락은 훈련 이전에 '교정'의 작업이 필요하다. 발가락이 제대로 작동해 지면을 힘차게 움켜쥐거나 내딛을 수 있다면 운동능력 향상에도 도움을 받을 수 있다.

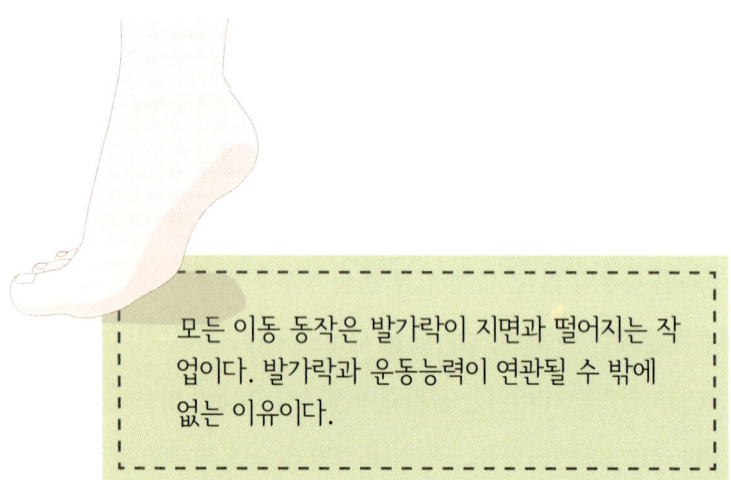

모든 이동 동작은 발가락이 지면과 떨어지는 작업이다. 발가락과 운동능력이 연관될 수 밖에 없는 이유이다.

ㄷ. 회전운동

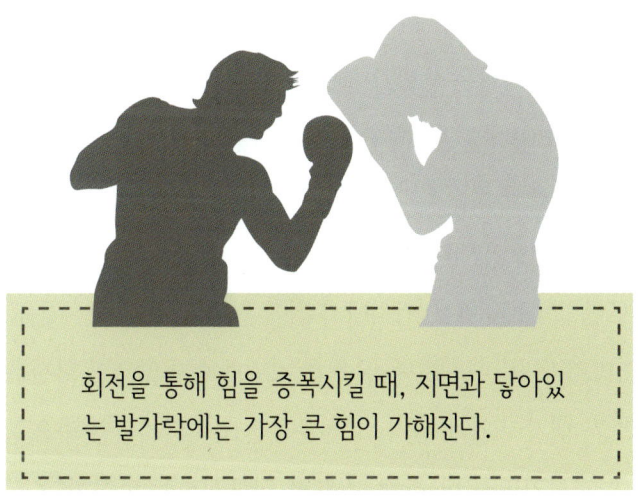

회전을 통해 힘을 증폭시킬 때, 지면과 닿아있는 발가락에는 가장 큰 힘이 가해진다.

　전설적인 권투선수 마이크 타이슨은 1톤의 무게와 맞먹는 펀치력을 가졌다고 소문이 났었다. 그 힘의 원천이 무엇인지 사람들은 알고 싶어 했고, 그의 신발을 보고 이유를 알 수 있었다. 신발의 엄지발가락 바닥 부분에 구멍이 나 있던 것이다. 엄지발가락을 강하게 딛으면서 펀치에 힘을 더한 것이다. 권투의 펀치는 손을 뻗어서 때리는 직선운동 같지만 사실은 온 몸의 회전을 이용하는 '회전운동'인 것이다. 그리고 대부분의 '회전운동'의 경우 임팩트의 순간에는 '엄지발가락'이 작용한다.

발가락과 산업

우리가 즐겨보거나 하는 생활스포츠 중에는 '회전운동'을 사용하는 스포츠가 많다. 야구에서 공을 던지거나 칠 때, 테니스나 배드민턴을 칠 때, 골프를 할 때에도 우리는 온 몸을 회전시키면서 임팩트를 얻게 된다. 회전은 상체와 골반, 다리와 발 끝까지 진행이 되는데 모든 힘은 마지막에 '엄지발가락'에 집중된다.

골프 스윙을 한 마지막 자세의 발 모양과, 권투에서 펀치를 뻗은 후 마지막 발 모양, 유도에서 업어치기를 하고 난 이후의 발모양을 살펴보면 그 모든 힘이 '엄지발가락'에 집중되고 있다는 것을 알 수 있다. 엄지발가락이 체중을 온전히 지탱해주지 않으면 회전운동 시 임팩트가 생기지 않게 된다. 회전운동은 엄지발가락을 축으로 모든 힘을 회전시키면서 한 점에 그 힘을 집중시키는 과정이다. 그것이 스포츠에 따라 야구공에, 축구공에, 또는 상대의 타격점에 발산을 하는 것이다.

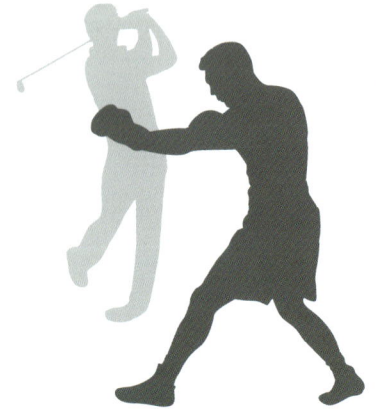

회전운동은 공을 던지거나 칠 때, 펀치를 내뻗을 때 등 다양한 스포츠에 활용된다.

ㄹ. 근력운동

 운동을 잘 하는 사람은 크게 두 가지 영역에서 자신을 어필할 수 있다. 하나는 스피드고, 다른 하나는 힘이다. 큰 근력은 언제나 매력적인 요소이다. 도루를 6~70개 하는 선수보다 홈런을 3~40개 치는 선수에게 더 환호하고, 아웃복서보다 인파이터에게 더욱 열광하는 이유와도 다르지 않다. 시대를 뛰어넘어 '힘'은 매우 매력적인 요소가 아닐 수 없다.
 힘은 타고나는 경우도 있지만 근력운동을 통해서 기를 수 있다. 요즘은 건강관리 및 더 멋진 몸매 유지를 위해 헬스장을 찾는 사람들이 많다. 근력운동이 기초대사량을 높여줘 체중조절에 도움이 된다는 보고가 있기 때문이다. 근력운동은 근육의 양을 늘려주기도 하고, 근육의 모양을 잡아주기도 하기 때문에 꼭 필요한 운동임에 틀림이 없다. 문제는 우리는 우리의 힘을 온전히 사용하고 있지 못하다는데에 있다.

발가락과 산업

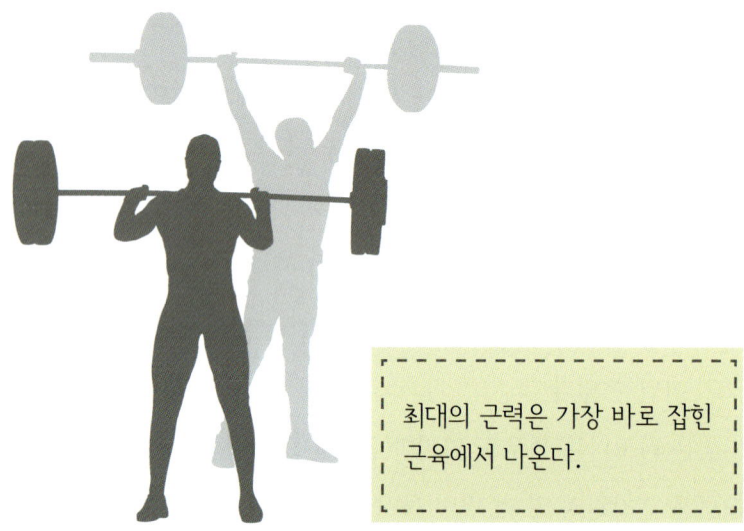

최대의 근력은 가장 바로 잡힌 근육에서 나온다.

헬스장에서 근력운동을 하면 운동기구에 따라 다르지만 대부분의 경우 일정무게의 추를 달고 기구를 이용한다. 이 때 자신의 몸에 맞는 무게를 사용해야 효율적인 운동을 할 수 있다. 너무 가벼운 중량을 선택하면 운동이 되지 않을 수 있고, 너무 무거운 중량을 사용하면 부상의 위험이 있기 때문이다. 헬스트레이너의 조언에 따르면 '더이상 들 수 없을 정도의 무게를 든 이후 10회의 펌프를 더해줄 때 근육이 늘어난다'고 말한다. 실제로 더 들 수 없을 것 같은 상태에서도 조력자가 조금만 중심을 잡아주면 훨씬 더 많은 횟수의 근력운동이 가능해진다. 그 이유는 무엇일까? 바로 평소에 우리가 힘을 제대로 사용하지 못하기 때문이다. 그리고 힘을 제대로 사용하지 못하는 이유는 우리의 몸이 변형되었기 때문이다.

  발가락 교정은 인체교정의 효과로 나타난다. 발가락이 변형되어 있는 상태에서의 운동은 효과적으로 힘을 사용하기 어렵다. 발가락의 변형은 관절 연결의 변형으로 이어지게 되고, 뼈끼리 이어짐에 변형이 오는 것은 결국 뼈와 붙어있는 근육에게도 영향을 미치게 되는 것이다. 제대로 자리 잡은 근육은 평소에 발휘할 수 있는 힘보다 더 큰 힘을 가져다주게 된다. 때문에 발가락을 교정한 사람들에게서 이와 같은 고백이 나타나는 것이다. "계단을 한 층도 올라가기가 힘들었는데 요즘은 7~8층도 걸어 올라갈 수 있어요!"

2) 부상 방지 효과

　운동을 하다가 부상을 입는 것은 어떠한 경우라도 억울하고 우울한 상황이 연출된다. 운동을 하는 이유는 건강하기 위함인데 운동 중 다치면 오히려 건강을 해치는 상황이 되기 때문이다.

　반대로 운동을 통해 희열을 느끼는 사람의 경우(이런 경우 운동중독인 경우가 많다.) 부상으로 인해 자신의 주요 스트레스 해소법이 사라지게 되는 것이다. 일반인들도 운동을 하다가 부상을 입으면 이토록 화가 나는 경우가 발생하지만, 운동선수의 경우 적게는 개인의 성적부터 크게는 팀 전체의 성적까지 좌지우지 할 수 있게 된다.

　아무리 성적이 좋은 선수도 부상으로 인해 슬럼프가 오기도 하고, 선수 생활을 마감할 수도 있다. 때문에 여러 스포츠 구단에서는 선수들이 근육 피로를 풀고, 여러 스트레칭법과 마사지 등을 통해 부상을 당하지 않도록 많은 신경을 쓰는 것이다. 프로 스포츠 구단에서는 선수가 곧 능력이고, 자산이기 때문이다. 특히 유명 선수의 부상은 한 구단 뿐 아니라, 하나의 스포츠 종목의 분위기에 영향을 미칠 수 있다. '유리몸'이라는 별명을 가진 세계적인 실력의 운동선수들을 우리는 많이 봐왔다.

　그들이 부상 위험에서 자유로워져 시즌 내 자신의 기량을 십분 발휘할 수 있다면 우리가 볼 수 있는 스포츠산업의 수준은 한 단계 더 향상될 것이다. 그렇다면 스포츠 선수들이 부상을 입는 이유는 무엇일까?

- 가장 철저하게 관리를 받는 사람들

스포츠선수들은 자신의 몸이 곧 돈인 사람들이다. 부상을 당하면 실력의 유무와 상관없이 실력을 발휘할 기회조차 잃게 된다. 때문에 선수 뿐 아니라 구단차원에서 부상방지를 위한 다양한 프로그램을 가지고 있다. 선수들은 선수 생활 내내 부상과의 싸움을 끊임없이 하는 것이다. 스스로도 부상의 위험에서 벗어나기 위해 노력을 하고 많은 돈과 시간을 들여 관리를 받게 되는 것이다. 하지만 그럼에도 불구하고 부상은 입게 된다.

부상은 종류도 다양하고 원인도 다양하다. 상대 선수의 태클에 의해 다칠 수도 있고, 점프를 높이 뛰었다가 중심을 잃고 떨어지며 다칠 수도 있다. 구기 종목의 경우 공에 강하게 맞아 부상을 입기도 한다. 이런 경우의 부상은 사실 어쩔 수 없다고 볼 수 있다. 외부의 힘이 강하게 작용하여 부상을 입는 경우는 스스로 조심한다 하더라도 부상을 입을 수 있다. 그런데 경기를 보다보면 그렇지 않은 경우도 많이 볼 수 있다.

예를 들면 햄스트링 부상이나 십자인대가 끊어지는 경우이다. 혼자 달려가다가 갑자기 선수가 쓰러지면서 통증을 호소한다. 햄스트

발가락과 산업

링의 경우 달리는 도중도 아니고 달리려고 시도를 할 때 부상이 오는 경우도 허다하다. 이런 부상의 원인을 쉽게 '스트레칭 또는 워밍업의 부족'이라고 말하곤 한다. 과연 그럴까? 몸이 곧 자산인 프로스포츠선수가 이런 기본적인 몸풀기를 하지 않아서 부상이 오는 것일까? 과연 그렇다면 구단의 자산인 선수의 몸을 제대로 관리하지 못한 '선수'에게 구단에서는 '부상'을 이유로 벌금과 같은 징계를 내려야 하는 것은 아닐까? 하지만 그럴 수 없다는 것을 누구나 알고 있다. 부상의 원인은 개인의 탓만은 아니기 때문이다.

– 발가락의 변형이 부상의 원인이 된다?

반복해 말하지만 인체는 하나의 연결체이다. 인체는 206개의 뼈가 연결되어 서로 영향을 미친다. 그리고 우리의 몸은 태어난 직후의 가장 자연스러운 상태에서 가장 건강함을 유지할 수 있다. 하지만 한 살 씩 나이를 먹을수록 우리의 체형은 변형이 될 수밖에 없다. 그리고 우리의 몸 중 하루에 가장 오랜 시간 외부의 힘을 받고 살아가는 부위는 신발 속에 갇혀 지내는 발가락이 아닐 수 없다.

운동선수는 끊임없이 뛰어야 하고, 강한 힘을 지지해야한다. 일반인의 발보다 더 큰 힘을 지속적으로 지지해야한다. 심지어 축구화나 야구화처럼 발을 꽉 조이는 신발에 갇혀 수많은 시간을 일반인들보다 훨씬 더 강한 힘을 받으며 살아가야하는 것이다. 발가락이 고될 수 밖에 없다.

Epilogue

　감사합니다. 발가락과 관련된 앞서 접해보지 못했을 내용을 끝까지 읽어주심에 깊은 감사를 드립니다.

　저 스스로 진정한 나를 만났을 때를 생각해봅니다. 찬란한 빛을 보았으며, 살아가야 하는 이유를 분명히 알게 된 순간. 저의 나이 59살까지는 저는 제가 아니었습니다. 불평과 불만 속에 고집불통의 모습으로 다른 사람들과 원활한 관계 맺음이 이뤄지지 않았습니다. 봉건주의 사상과 남아선호 사상이 살아있는 가정에서 7남매의 장남으로 태어났습니다.

　오로지 나만이 최고라 생각하던 '나'였습니다. 그러나 나이 60에 고집불통인 나는 '가짜'라는 것을 알게 되었으며 진짜인 나는 구석에서 숨도 못 쉬고 있다는 것을 발견하게 되었습니다. 차가 막히면 옆 차 운전자에게 화를 내고, 음식점에서 식사가 늦게 나오면 주인장과 주방장을 불러 야단을 치던 못된 나. 하지만 진정한 나를 발견하고 나서의 삶은 모든 게 바뀌었습니다.

　차가 막히면 주위의 풍경을 감상하며 감사할 수 있게 되었습니다. 음식점에서 음식이 늦게 나오더라도 주방장이 더 맛있게 음식을 해주려는 생각이겠거니 하며 더욱 요리를 기대할 수 있는 여유와 감사함도 갖게 되었습니다. 그것이 바로 진정한 '나'였습니다.

얼마나 감사한지 모릅니다. 그때부터 저는 저의 모든 것을 버리기로 마음먹었습니다. 진짜인 나로 살기 위해서는 입고 있는 옷도, 가진 모든 것도 내 것이 아니어야 했습니다. 모든 것을 주었습니다. 아니, 버렸습니다. 그냥 내려놔버린 것입니다. 모든 것을 주고, 버리고, 내려놓으니 이토록 편하고 가슴 뿌듯한 것을, 그렇게 무거운 것을 짊어지고 가려고 했으니 얼마나 힘들고, 괴롭고, 마음 아파했을까요. 저는 줄 수 있는 모든 것을 주었습니다.

웃음도 주고, 미소도 주고, 즐거움도 주고, 기쁨도 주고, 사랑도 주고, 행복도 주고, 그냥 주었습니다. 주는 즐거움은 이루 말할 수 없었으며 그 즐거움은 다시 나에게 즐거움으로 돌아온다는 깨달음을 알았습니다. 나이 59살에 너무 힘들고 고달픈 인생을 그만 살자 하고 자살시도를 3번이나 했지만 끝내 이루지 못하고 인생 60에 참된 나를 만나 있는 것 마저 버려버리니 이토록 편한 세상과 이렇게 많은 즐거움을 만날 수 있게 되었습니다.

저는 감사하고 또 감사했습니다. 봉사와 희생으로 사랑과 감사함으로 살았습니다. 오른쪽 뺨을 때리거든 왼쪽 뺨을 내놓으려고 합니다. 오른쪽 뺨을 때려주는 그 분에게도 감사한 마음을 가지려 합니다. 내가 살아있다는 것을 느끼게 해주신 감사한 분이니까요.

더불어 저와 함께 하시는 모든 분들에게 진심으로 감사의 인사를 올립니다. 사랑하는 어머니, 사랑하는 아내, 사랑하는 나의 딸들과 사위들, 동생들과 ㈜참좋은행복의 임직원과, 수많은 사업자분들까지! 늘 감사한 마음으로 섬기도록 하겠습니다. 감사합니다.

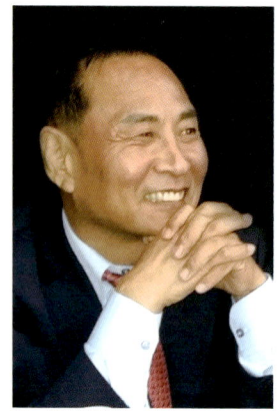

저자 장 필 식

- 전북 남원 출생
- 현 (주)참좋은행복 회장
- 현 (주)참좋은발가락교정기 회장
- 현 (사)국제발건강교육협회 이사장
- 현 세계힐빙협회 회장
- 현 국제 자연치유대학 발전 위원장
- 미국 뉴저지주 메디칼협회 NCMA 자격증 취득
- 참좋은 발가락교정기 특허권자
- 참좋은 행복벨트 개발자
- 참좋은 세미안천연비누 개발자
- 참좋은 마사지팩 개발자
- 참좋은 주름완화제 특허권자
- 참좋은게르마늄 건강깔판 특허권자
- 고려대학교 우주촌 최고 CEO과정 대학원 수료
- 동국대학교 문화 예술 최고위 과정 대학원 수료

- 국제 뷰티교육 협회 뷰디자이머(발관리사) 전임교수 역임
- 2015 코리아 파워 리더 연말 대상 (발가락 전문기업 부분) 수상
- 2015 제8회 대한민국 사회(환경) 봉사대상(기업봉사) 수상
- 2016 대한민국 최고 국민대상 수상
- 2016 친환경운동 실천대회 대한민국인 문화대상 수상
- 2016 대한민국 국가대표 선수단 올림픽 호돌이 응원단 MOU 체결
- 2016 인천 타임즈와 MOU
- 2016 (사)재한동포 총연합회와 MOU
- 2017 한국 경제 발전 협동조합
- 2017 한국을 빛낸 사람들 대상 수상
- 2017 아시아 녹색문화 브랜드 대상 수상
- '희망을 나누는 사람들' 후원사

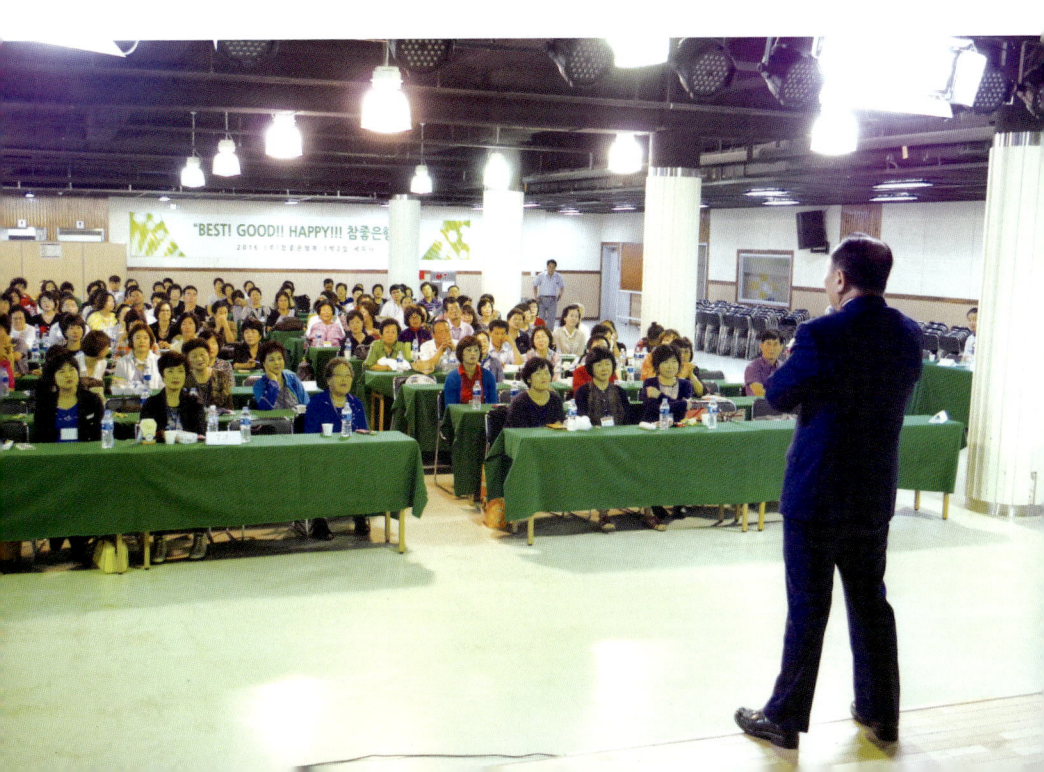

발가락
대통령

초판 인쇄   2017년 5월 10일
초판 발행   2017년 5월 16일

지은이   장필식
발행인   임수홍
편 집   안영임
디자인   맹신형

발행처   도서출판 국보
주 소   서울 강동구 양재대로 114길 32 2층
전 화   02-476-2757~8   FAX 02-475-2759
카 페   http://cafe.daum.net/lsh19577
E-mail   kbmh11@hanmail.net

(주)참좋은행복
주 소   서울 관악구 남부순환로 1901, 2층
전 화   1899-5812   FAX 02-3285-5811
E-mail   bghappy@naver.com

값 18,000원

ISBN 979-11-86487-75-4

· 저자와의 협약에 의해 인지는 생략합니다.
· 이 책의 글은 저작권법에 따라 보호를 받는 저작물이므로 저자와 출판사의
  동의 없이는 무단 전재 및 무단 복제를 금합니다.

· 잘못된 책은 바꾸어드립니다.

「이 도서의 국립중앙도서관 출판예정도서목록(CIP)은 서지정보유통지원시스템 홈
페이지(http://seoji.nl.go.kr)와 국가자료공동목록시스템(http://www.nl.go.kr/kolisnet)
에서 이용하실 수 있습니다.(CIP제어번호: CIP2017010853)」